dtv

Immer mehr Krebspatienten setzen auf biologische und ganzheitliche Behandlungskonzepte. Nicht, weil sie der klassischen Krebsmedizin mit Operationen, Strahlen- und Chemotherapien mißtrauen. Sondern weil sich gezeigt hat, daß oft eine Kombination von mehreren Behandlungsformen bessere Ergebnisse erzielt. Die Anerkennung für viele biologische und unterstützende Verfahren wächst und damit allmählich auch die Zahl der Ärzte und Tumorzentren, die die konventionelle Behandlung mit alternativen Methoden ergänzen. Maren von Pluta stellt die verschiedenen komplementären Verfahren und Behandlungsansätze vor und analysiert Forschungsstand, Erfolgsaussichten sowie Grenzen der Methoden. Außerdem informiert sie über die Bedeutung von Ernährung, Lebensweise und Psyche für den Heilungsprozeß. Eine Beschreibung der häufigsten Krebsformen und ein ausführlicher Serviceteil mit Adressen von Ansprechpartnern für die wichtigsten alternativen Krebstherapien sowie von Tumorzentren und Nachsorgekliniken, Fachgesellschaften und Selbsthilfeeinrichtungen machen den Band zu einem hilfeichen Ratgeber.

Maren von Pluta ist Übersetzerin und Journalistin mit dem Themenschwerpunkt Gesundheit. Sie arbeitet als Redakteurin bei der Zeitschrift ›Vital‹.

Maren von Pluta

Was können Mistel, Sauerstoff und Suggestion?

Alternative Krebstherapien

Deutscher Taschenbuch Verlag

Originalausgabe
November 1997

Umschlagkonzept: Balk & Brumshagen
Umschlaggestaltung: Christine Zillich
Umschlagfoto: © Mauritius
Satz: Design-Typo-Print GmbH, Ismaning
Gesetzt aus der Leawood book 9/13˙ (QuarkXPress 3.31 Mac)
Druck und Bindung: C. H. Beck'sche Buchdruckerei, Nördlingen
Gedruckt auf säurefreiem, chlorfrei gebleichtem Papier
Printed in Germany · ISBN 3-423-36062-3

Inhalt

Vorwort

In letzter Zeit sind der klassisch-medizinischen Krebsbehandlung ganz deutlich andere Maßstäbe gesetzt und neue Impulse gegeben worden: Das Interesse an der Komplementärmedizin und ihren Forschungsergebnissen ist so groß wie nie zuvor. Und das, obwohl die Heilungschancen der klassischen Krebsmedizin sich klar verbessert haben. Gleichzeitig wird aber mehr und mehr deutlich, daß eine erfolgreiche Krebstherapie oft mehrere Behandlungen kombiniert. Immer mehr Ärzte, die bisher streng schulmedizinisch behandelt haben, bemühen sich um eine Erweiterung der therapeutischen Möglichkeiten. Auch Tumorzentren und Nachsorgekliniken ergänzen konventionelle Verfahren immer öfter durch alternative Therapien.

Damit orientiert sich die Krebsbehandlung ganz allmählich an den Forderungen ihrer Patienten. Sehr viele wollen schon lange mehr gegen den Krebs tun als – nach der kurativen Behandlung von Operationen, Strahlen- und Chemotherapien – die Routinekontrollen abwarten. Befragungen haben ergeben, daß die meisten Patienten sich vor allem in der Nachsorge viel mehr körperliche und psychosoziale Betreuung statt passiver Metastasensuche wünschen. Nach der Erstbehandlung fällt für sie mit der Entlassung aus der Klinik erst einmal eine Art Schutzraum weg, und plötzlich müssen sie sich wieder allein um ihre Gesundheit kümmern. Hier beginnt dann für viele die Suche nach zusätzlichen Therapien – und oft die Ratlosigkeit.

Das Angebot an komplementären Behandlungsmöglichkeiten ist mittlerweile breitgefächert und nicht einfach zu überblicken. Es reicht von sehr vielversprechenden Methoden, die an der Schwelle zur vollen Anerkennung durch die Schulmedizin stehen, bis zu solchen, die gerade erst am Anfang ihrer wissenschaftlichen Überprüfung stehen. Und leider sind auch Therapien darunter, die einem Krebskranken wenig oder gar nichts nutzen und die nur falsche Hoffnungen wecken.

Dieses Buch ist gedacht als Nachschlagewerk für die verschiedenen komplementären Therapien, in dem Krebspatienten und ihre Familien wichtige Fragen und Fakten detailliert nachlesen können. Durch umfassende Informationen will es helfen, Behandlungsmöglichkeiten realistisch einzuschätzen und für den einzelnen Sinnvolles und Hilfreiches herauszufiltern. Dabei geht es nicht darum, nur Vorteile zu nennen oder Empfehlungen zu geben. Es wird auch kritisch gesagt, wo die Grenzen einer Therapie liegen und wie hoch die Belastungen im Vergleich zu den Erfolgsaussichten sind. Weil jeder Patient ein individuelles Krankheitsbild hat, soll und kann das vorliegende Buch natürlich nicht das Gespräch mit den behandelnden Ärzten ersetzen. Im Gegenteil: Wenn ein Patient vorhat, eine zusätzliche Therapie zu machen, muß er darüber in jedem Fall mit seinem Arzt sprechen. Denn komplementäre Verfahren verstehen sich nie als Ersatz oder Alternative zur konventionellen Krebsmedizin, sondern immer als deren Ergänzung und Begleitung: Im Sinne einer integrativen Medizin haben zusätzliche Behandlungskonzepte zum Ziel, die Erfolge der klassischen Therapie zu festigen und auszubauen.

Den Schwerpunkt und ersten Teil des Buches bildet eine detaillierte Übersicht der biologischen und unterstützenden Verfahren in der Krebstherapie. Biologische Behandlungen setzen bei der Tumorbekämpfung nicht direkt auf Zerstörung der Zellen, sondern auf die Kraft körpereigener

Regulationssysteme, insbesondere des Immunsystems. Diese Systeme sollen durch die Behandlungen verstärkt aktiviert werden, so daß der Körper dem Krebs sehr schlechte oder gar keine Voraussetzungen mehr bietet, weiterzuwachsen und sich in andere Organe auszudehnen. Hauptziel der biologischen Therapien ist die Verhinderung oder Verzögerung von Metastasen und Rückfällen.

Im Anschluß daran wird eine andere Gruppe von Therapien vorgestellt, bei denen weniger der aktive Kampf gegen den Krebs im Vordergrund steht, sondern die Lebensqualität der Patienten. Bis vor wenigen Jahren galt die Verlängerung von Lebenszeit als einzige Berechtigung für eine Krebstherapie. Da denken viele inzwischen anders. Natur- und Erfahrungsheilkunde bieten eine Vielzahl von Möglichkeiten, mit deren Hilfe sich Beschwerden lindern und Schmerzen erträglicher machen lassen. Auch wenn der Krebs nicht direkt geheilt wird, diese Therapien können helfen, daß es den Patienten sehr viel besser geht. Und: Ein gutes Allgemeinbefinden legt wesentliche Grundlagen für den Erfolg der konventionellen Behandlungen.

Genauso wie allgemeinere Maßnahmen in den Bereichen Psyche, Ernährung und Lebensweise, denen in diesem Buch ebenfalls einige Kapitel vorbehalten sind. Hier kann der Patient vor allem selbst aktiv werden und dem Heilungsprozeß wertvolle Impulse geben.

Der zweite Teil des Buches beschreibt zum besseren Verständnis der immer noch rätselhaften Krankheit die häufigsten Formen von Krebs und ihre Risikofaktoren. Dabei wird auch auf Behandlungsmöglichkeiten und schulmedizinische Therapieerfolge hingewiesen.

Am Ende des Buches finden Sie ein ausführliches Glossar medizinischer Fachbegriffe, Adressen von Ansprechpartnern für die wichtigsten komplementären Behandlungsmethoden sowie von Tumorzentren und Nachsorgekliniken, Fachgesellschaften und Selbsthilfeeinrichtungen.

Für die Beratung bei der Planung des Buches und die kritische Durchsicht des Manuskriptes bedanke ich mich herzlich bei Dr. med. Axel Sommer, Internist in Hamburg.

Hamburg, im Herbst 1997
Maren von Pluta

Biologische Therapien

Ziel der biologischen Therapien ist, körpereigene Regelkreise wie Immun-, Stoffwechsel- und Nervensystem zu aktivieren, so daß sie möglichst mit all ihren Fähigkeiten gegen den Krebs ankämpfen. Der Körper als Wirt des Krebsparasiten soll von sich aus so schlechte Voraussetzungen wie möglich für das Weiterwachsen und die Vermehrung der Tumoren bieten.

Das bekannteste Beispiel für die Funktionsweise solcher als biologisch bezeichneten Methoden ist die Behandlung hormonsensibler Tumoren, die mittlerweile schon zu den klassischen Therapien zählt. Die Krebsforscher hatten herausgefunden: Tumoren im hormon-abhängigen Gewebe von Eierstöcken, Brust, Gebärmutterschleimhaut oder Prostata werden sehr häufig von den Hormonen dieser Gewebe mitausgelöst. Daraus folgerten die Mediziner, daß das Wachstum dieser Tumoren therapeutisch durch entsprechende Anti-Hormon-Gaben gebremst werden könnte, und hatten Erfolg. Sie haben also durch die Behandlung nicht – wie bei Operation, Strahlen- oder Chemotherapie – die Krebszelle direkt angegriffen, sondern über einen Eingriff in den körpereigenen Hormonhaushalt.

Die meisten biologischen Therapien versuchen über das Immunsystem die Krebskrankheit zu besiegen. Heute wissen die Immunologen, daß die körpereigenen Abwehrzellen grundsätzlich in der Lage sind, auch Krebszellen zu vernichten. Aber: Oft kann das Immunsystem den Krebs zum Beispiel gar nicht als Feind erkennen, weil sich seine Zellen tarnen. Oder es hat Probleme gegen die Tumoren anzukommen, weil die Zellstrukturen zu groß oder die Abwehrzellen durch andere Krankheitsherde im Körper abgelenkt sind. Hier setzen biologische Immuntherapien an: Dem körpereigenen Abwehrsystem sollen alle denkbaren Anstöße und Hilfestellungen gegeben werden, damit es zielgerichtet und leistungsfähig vorgehen kann.

Die im folgenden vorgestellten biologischen Behandlungsansätze sind vielversprechend und werden zum Teil mit großem Erfolg angewendet. Trotzdem muß dem Patienten immer klar sein: Biologische Verfahren sind nichts ohne die konventionelle Therapie. Ihre Anwendung ist begleitend (adjuvant) und unterstützend (supportiv), um die Erfolge der konventionellen Krebsbehandlung zu festigen.

Immuntherapien

In der Regel beginnen die Immuntherapien während oder unmittelbar nach der Operation, Strahlen- oder Chemotherapie. Zu diesem Zeitpunkt ist die körpereigene Abwehrkraft geschwächt, und gleichzeitig aber das Immunsystem besonders stark gefordert. Es soll jetzt nämlich Krebszellen, die nach der ersten Behandlung noch im Körper verblieben sind, erkennen, einkreisen und unschädlich machen, damit die Krankheit nicht wieder ausbricht. Die verschiedenen Immuntherapien versuchen, das Abwehrsystem der Krebspatienten optimal zu mobilisieren, entweder durch Stärkung oder Vermehrung der Abwehrzellen.

Zum besseren Verständnis der einzelnen Behandlungen wird zunächst die Funktionsweise des Immunsystems beschrieben.

Wie funktioniert das Abwehrsystem?

Das Immunsystem sorgt, sehr präzise organisiert, mit Abwehrmöglichkeiten gegen rund zehn Millionen Eindringlinge tagaus, tagein für unsere Gesundheit. Solche Eindringlinge können Bakterien, Pilze, Viren oder Parasiten sein, aber auch Gifte oder Krebszellen. Das Abwehrsystem agiert hauptsächlich über das Blut und die lymphatischen Organe.

Die Zellen für die Immunabwehr werden im Knochenmark gebildet und reifen in verschiedenen Phasen zu Abwehrzellen mit ganz speziellen Aufgaben. Ein Teil dieser neu gebildeten Zellen wandert gleich in die Thymusdrüse, wo das Training für das Abwehrsystem stattfindet. Der Thymus – so groß wie ein Ei und unter dem Brustbein gelegen – ist eine Art Schule für die sogenannten T-Lymphozyten. Diese werden ausgebildet, körpereigene Zellen von körperfremden Stoffen oder bösartig veränderten Zellen zu unterscheiden. Die T-Lymphozyten spezialisieren sich zu Killerzellen und Helferzellen.

Andere Abwehrzellen, die sogenannten B-Lymphozyten, reifen im Knochenmark und tragen an ihrer Oberfläche Antikörper. Mit Hilfe dieser Antikörper identifizieren und markieren sie eingedrungene Krankheitserreger oder fremde, veränderte Zellen und verständigen die anderen Abwehrzellen.

Unterstützt werden die T-Lymphozyten und die B-Lymphozyten durch Freßzellen (Makrophagen) und die Natürlichen Killerzellen (NK). Diese Zellen bekämpfen unspezifisch alle Fremdstoffe im Körper.

Die verschiedenen Abwehrzellen stehen über das Signalsystem der Zytokine miteinander in Verbindung und steuern so ihre Aktionen. Zytokine wie Interleukine, Interferone, Wachstumsfaktoren oder Tumornekrosefaktoren werden von den Abwehrzellen selbst ausgeschüttet und als Botenstoffe eingesetzt.

Misteltherapie

Die Misteltherapie gehört zu den bekanntesten Methoden in der biologischen Krebsbehandlung. Misteln (lat. Viscum album) sind Parasiten, die auf Bäumen leben und von ihrer Wirtspflanze Wasser und Mineralsalze abziehen. Seit der Antike haben sie eine starke Anziehungskraft auf den Menschen ausgeübt, mit ihrer medizinischen Wirkung wurde schon im Mittelalter experimentiert.

Rudolf Steiner, der Begründer der Anthroposophie, hat 1920 als erster Mistelextrakte in die Krebsmedizin eingeführt. Anthroposophische Mediziner gehen von einem bestimmten Zusammenhang zwischen den Inhaltsstoffen von Pflanzen und dem Wesen einer Krankheit aus. So setzten sie die Schmarotzerpflanze Mistel gegen den Schmarotzer Krebs ein (siehe S. 41). Die ursprüngliche Idee war, die Misteln für die Behandlung von unterschiedlichen Krebsarten auch von unterschiedlichen Wirtsbäumen zu gewinnen: Gegen Prostatakrebs beispielsweise von der Pappel, gegen Brust-, Gebärmutter- und Eierstockkrebs vom Apfelbaum, gegen Magen- und Darmkrebs von der Eiche. Inzwischen gibt es auch Mistelpräparate, bei denen nicht mehr nach Wirtsbäumen unterschieden wird.

Wirkungsweise

Die Studien über die Wirkstoffe der Mistel beziehen sich hauptsächlich auf Mistellektin 1, einen zuckerbindenden Eiweißstoff. Er wirkt stimulierend auf die Abwehrkräfte, so daß sich die Freß- und Killerzellen vermehren. Daneben enthalten Misteln andere Lektine und Viscotoxine. Von letzteren nimmt man an, daß sie die Tumorzellen direkt angreifen und wie milde Zytostatika die Zellen zerstören. Befürworter der Misteltherapie sprechen deshalb von zwei Wirkungsebenen der Mistelpräparate: einmal auf das Immunsystem und dann auf das Tumorgeschehen selbst.

Zusätzlich lassen sich die Nebenwirkungen von Chemo- oder Strahlentherapie abschwächen und krankheitsbedingte Beschwerden lindern. Patienten berichten von Appetitzunahme, weniger Schlafstörungen, verbesserter Stimmung und ganz allgemein von einem besseren Befinden.

In klinischen Großversuchen konnte der exakte Beweis für die Wirkung der Mistelpräparate bisher nicht erbracht werden. Kritiker mahnen zur Skepsis, weil von den Herstellern für alle Präparate der Anspruch auf Wirksamkeit erhoben wird – und zwar ohne Unterscheidung nach dem Gehalt der Inhaltsstoffe.

Behandlung und Nebenwirkungen

Der Therapeut wählt individuell für den Patienten das Präparat, die Behandlungszeiträume und die Dosis. Weil sich Mistelwirkstoffe bei der Verdauung auflösen würden, können sie nicht oral eingenommen werden, sondern müssen zwei- bis dreimal wöchentlich gespritzt werden. Bis die richtige Dosis gefunden ist, verabreicht der Arzt die Spritzen, später übernehmen das die Patienten selbst. Mistelbehandlungen werden als Intervalltherapie durchgeführt, damit für das Immunsystem kein Gewöhnungseffekt entsteht. Meist wird nach vier bis zwölf Wochen Behandlung eine Pause von zwei bis sechs Wochen eingelegt, bevor ein neuer Spritzenzyklus beginnt.

Die Gesamtdauer für eine Misteltherapie muß individuell festgelegt werden. Behandlungszeiträume von fünf Jahren sind durchaus üblich. Oft kann die Therapie aber schon nach ein oder zwei Jahren eingeschränkt oder durch längere Pausen gestreckt werden.

Nebenwirkungen wie Hautrötungen an der Einstichstelle und leicht erhöhte Temperatur sind erwünscht und vorgesehen – sie zeigen an, daß das Immunsystem reagiert. Wenn die Rötungen allerdings mehr als fünf Zentimeter Durchmesser haben oder die Körpertemperatur 38 °C übersteigt, muß die Dosis neu eingestellt werden.

Mistelpräparate – vom Arzt auf Rezept verordnet – werden von den Krankenkassen in der Regel erstattet.

Thymustherapie

Die Methode, Menschen mit tierischen Zellen zu behandeln, geht auf den Schweizer Chirurgen Paul Niehans zurück. Niehans begann 1931, seinen Patienten Gewebeextrakte junger Tiere (meist von Lämmern) zu spritzen. Die Frischzellentherapie wurde hauptsächlich für mehr Vitalität und Frische sowie gegen Alterserscheinungen angepriesen. Etwa zur gleichen Zeit begann der schwedische Tierarzt Dr. Ellis Sandberg, Menschen mit Extrakten aus der Thymusdrüse von Kälbern zu behandeln. Er war überzeugt von der zentralen Stellung der Thymusdrüse bei der Bildung und Steuerung des Immunsystems. Weil die Thymusdrüse nur in der Kindheit voll ausgebildet ist und bei Erwachsenen nach und nach schrumpft, nimmt man an, daß bei alternden Menschen häufig Krankheiten aufgrund von Immunschwächen auftreten. Sandberg versuchte, einem geschwächten Immunsystem durch Extrakte aus jungen, aktiven Thymusdrüsen neue Impulse zu geben. Das ist bis heute die Grundlage der Thymusbehandlung.

Wirkungsweise

Die Thymustherapie soll im Knochenmark die Bildung von Abwehrzellen anregen und deren Reifung beschleunigen. Es wird also nicht nur die Leistung des Immunsystems stimuliert, sondern auch die Zahl der funktionstüchtigen Abwehrzellen vergrößert. Außerdem sollen durch die Thymusfaktoren mehr Zytokine, also Botenstoffe, ausgeschüttet werden, so daß sich die Abwehrzellen untereinander besser verständigen können. Ihr gemeinsames Wirken wird dadurch verbessert.

Für den Patienten versprechen sich die Befürworter der Thymusbehandlung eine insgesamt höhere Leistung des Immunsystems. Das Risiko von Rückfällen oder Metastasenbildung sowie die Folgebeschwerden von Operation, Chemo- oder Strahlentherapie könnten gemindert werden. Das Allgemeinbefinden bessere sich.

Diese Aussagen sind aber unter Medizinern umstritten. Einen genauen wissenschaftlichen Nachweis für ihre Wirkung sind die Thymusfaktoren bisher schuldig geblieben.

Behandlung und Nebenwirkungen

In der Regel werden für die Präparate Extrakte aus Kälber-Thymusdrüsen verwendet. Die Dosierung hängt vom Präparat ab. Zu Beginn einer Thymustherapie werden die Extrakte zwei- bis fünfmal wöchentlich beim Arzt als Injektion oder Infusion verabreicht. Diese Behandlung dauert meistens drei bis sechs Wochen; danach werden die Extrakte häufig als Dragees über Monate weiter eingenommen.

Weil Thymusextrakte körperfremde, tierische Eiweißstoffe sind, können allergische Reaktionen des Immunsystems auftreten: Entzündungen, Hautrötungen und Juckreiz an der Einstichstelle. In seltenen Fällen kann es zum allergischen Schock kommen.

Die Frage, ob bei der Verwendung von Rinderextrakten BSE-Erreger übertragen werden können, ist zwar durch mehrfach kontrollierte Herstellung fast auszuschließen, aber nicht endgültig zu verneinen. Neuerdings versucht man, die Therapiesicherheit durch den Einsatz von Thymuspeptiden (sie werden in Drageeform verabreicht) zu erhöhen. Hierbei handelt es sich um spezielle niedermolekulare Aminosäuren. Durch ein besonderes Herstellungsverfahren soll das Risiko einer Infektionsübertragung ausgeschlossen werden.

Thymuspräparate – als Dragees oder spritzfertige Ampullen erhältlich – können vom Arzt auf Rezept verordnet werden. Die Kosten werden meist von den Krankenkassen übernommen.

Tumorimpfung ASI – Aktiv-Spezifische-Immuntherapie

Die Tumorimpfung wird mit autologen, d. h. körpereigenen, inaktivierten Tumorzellen durchgeführt. Die Tumorzellen wurden dem Krebskranken bei der Operation oder durch einen gesonderten Eingriff entnommen und im Labor durch Bestrahlung unschädlich gemacht. Durch die Impfung soll der Körper angeregt werden, selbst (= aktiv) gegen das Tumorgewebe (= spezifisch) zu reagieren.

Bei vielen Infektions- und Kinderkrankheiten wie Scharlach, Röteln, Masern oder Windpocken wird die Impfung mit abgeschwächten oder abgetöteten Krankheitserregern erfolgreich angewendet. Das gab den Anstoß, auch bei Krebs mit Immunisierung zu arbeiten.

Wirkungsweise

Auch bösartige Krebszellen sind körpereigene Strukturen und oftmals unterscheiden sie sich trotz ihrer Entartung nur wenig von den gesunden Zellen. Aus diesem Grund hat das Abwehrsystem Schwierigkeiten, die Krebszellen als Gefahr zu erkennen. Durch die Impfung mit inaktivierten Tumorzellen soll das Immunsystem auf die Krebszellen aufmerksam gemacht werden, so daß es schneller und massiver auf sie reagieren kann. ASI soll also das Immunsystem dazu anregen, mehr krebsspezifische Abwehrzellen zu produzieren, damit das Tumorgewebe besser bekämpft werden kann. Zum Teil fügen die Hersteller dem Impfserum zusätzlich für den Menschen unschädliche Viren oder Zytokine bei, um die Krebszellen noch deutlicher zu markieren.

Wenn das Abwehrsystem eines Patienten durch die Erkrankung oder vorausgegangene Behandlungen sehr geschwächt ist, kann die Tumorimpfung mit anderen Immuntherapien (z. B. Zytokinen) verbunden werden.

Ziel der Tumorimpfung ist, Rezidiven und Metastasen vorzubeugen bzw. sie zeitlich zu verzögern. Die ASI ist ein sehr neues Verfahren: Erst seit kurzem wird sie neben oder nach der Erstbehandlung (Operation, Chemo- und Strahlentherapie) angewandt.

Behandlung und Nebenwirkungen

Voraussetzung für die Impfung ist, daß bei der Operation oder durch gesonderte Eingriffe genügend Tumorzellen gewonnen werden können. Zur Herstellung des Impfstoffs braucht man mindestens ein Gramm, im Idealfall fünf bis zehn Gramm Tumorgewebe.

Das entnommene Gewebe wird tiefgekühlt an ein Labor geschickt, das den Impfstoff aufbereitet und als spritzfertige Ampullen an den Arzt zurückgibt. Bei der Herstellung des

Impfstoffs ist gesichert, daß die Tumorzellen inaktiviert sind und keine neuen Tumoren auslösen können.

Nach einer ersten hochdosierten Impfung folgen ein- bis zweimal pro Monat Auffrischungsimpfungen. Insgesamt dauert die Therapie je nach Erkrankung bis zu zwei Jahren.

Nach bisherigen Erkenntnissen ist eine Tumorimpfung gut verträglich – auch weil sie mit körpereigenem Gewebe erfolgt. In einzelnen Fällen kann es zu allergischen Reaktionen oder Impfreaktionen wie leichtem Fieber und Mattigkeit kommen.

Die Kostenübernahme für die Behandlung vorher bei den Krankenkassen klären.

Monoklonale Antikörper

Die Behandlung mit monoklonalen Antikörpern gehört zu den ersten Methoden, die aus den unzähligen Versuchen, in der Gentechnologie Mittel gegen den Krebs zu finden, für die Praxis hervorgegangen sind. Dabei werden dem Immunsystem im Labor geklonte, also identisch vermehrte Antikörper zur Verfügung gestellt, um die Abwehrreaktion anzustoßen.

Wirkungsweise

Normalerweise werden die Antikörper von den B-Lymphozyten produziert. Antikörper spüren im Körper Viren, Bakterien oder bösartige Zellen über deren Antigene auf und markieren die Zellen so, daß sie für das Immunsystem angreifbar werden. Bei Krebs hat das Abwehrsystem jedoch Probleme, schnell und in großer Zahl entsprechende Antikörper zu bilden. Hier wird nachgeholfen. Darmkrebszellen zum Beispiel, das haben die Forscher herausgefunden, verraten sich durch Antigene, die vom Antikörper 17-1A identifiziert werden können. Nach der Darmkrebsoperation werden deshalb die monoklonalen Antikörper injiziert, damit sie die durch die Operation gestreuten oder schon zuvor abgesiedelten Krebszellen finden und entsprechend markieren.

Auch für andere Krebsarten, vor allem Brust- und Nierenkrebs, sind spezifische Antikörper erforscht. Die Suche nach den richtigen Antikörpern macht aber noch immer Schwierigkeiten, weil diese bei jeder Krebsart auf andere (oft mehrere) Antigene reagieren müssen.

Studien haben ergeben, daß bei Darmkrebspatienten mit Antikörper-Behandlung in der Nachbehandlungszeit 30 Prozent weniger Metastasen aufgetreten sind. Monoklonale Antikörper erzielen damit ein ähnliches Ergebnis wie eine begleitende Chemotherapie, allerdings mit dem Vorteil, viel verträglicher zu sein.

Es zeigte sich aber, daß Antikörper nur bei kleinen Tumorzellenansiedelungen wie Mikrometastasen etwas ausrichten können. Bei großen Geschwülsten ist das Immunsystem trotz der zusätzlichen Antikörper überfordert.

Behandlung und Nebenwirkungen

Mit der Behandlung muß sofort nach der Operation begonnen werden. In der Regel werden fünf Infusionen in Abständen von vier Wochen verabreicht.

Nebenwirkungen sind bisher kaum aufgetreten. In wenigen Fällen kam es zu Magen-Darm-Beschwerden und allergischen Reaktionen.

Zytokine

Zytokine sind verschiedene körpereigene Eiweißstoffe, die innerhalb des Immunsystems Signale übermitteln und Botschaften transportieren. Sie koordinieren die Aktivitäten der Abwehrzellen und halten deshalb eine Schlüsselposition im Immunsystem. Als es vor zwanzig Jahren gelang, die ersten Zytokine und ihre Unterarten (wie Interferone) zu isolieren und synthetisch herzustellen, sind damit große Hoffnungen verbunden worden. Man hoffte, einen effektiven Immunmodulator gefunden zu haben, mit dessen Hilfe sich das Abwehrsystem endlich auch gegen Krebs zur Wehr setzen könnte. Die Behandlungserfolge sind dem bisher nicht gerecht geworden. Obwohl ihre Wirksamkeit nicht angezweifelt wird, sind Zytokine und ihre Dosierungen und Anwendungsbereiche noch immer in der Testphase. Oft treten starke Nebenwirkungen auf, und nur für wenige Krebsarten ist eine Behandlung aufgrund gesicherter Erfolge gerechtfertigt.

Wirkungsweise

Zu den Zytokinen gehören u. a. Interferone, Interleukine, Wachstumsfaktoren, Tumornekrosefaktoren (TNF) und viele andere. Jede dieser Gruppen regt im Immunsystem unterschiedliche Prozesse an. Durch Interferon-alpha und -gamma beispielsweise werden Tumorzellen leichter erkennbar, die Killerzellen dadurch besser aktiviert. Interleukin 2 fördert die Bildung der Abwehrzellen und stimuliert die Freß- und Killerzellen. Wachstumsfaktoren wirken sich allgemeiner aus: Sie sorgen für die Produktion neuer Blutzellen und Lymphozyten.

Bei Hautkrebs (Melanom), chronisch myeloischer Leukämie und Nierenzellkarzinomen hat die Behandlung mit

Zytokinen gesicherte Erfolge vorzuweisen: Es treten weniger Rückfälle auf und die tumorfreie Zeit ist deutlich länger.

Behandlung und Nebenwirkungen
Die gentechnisch hergestellten Zytokine werden entweder als Spritzen oder Infusionen verabreicht. Nebenwirkungen sind bei niedrigen Dosierungen grippeähnliche Symptome wie Müdigkeit und Fieber. Vorsicht bei hohen Dosierungen: Der Körper ist starken Kreislaufbelastungen ausgesetzt, die zum Schock führen können. Außerdem sind Magen-Darm-Störungen und Lungenödeme möglich.

Mittlerweile versucht man – wegen der starken Nebenwirkungen – den Körper selbst zur Produktion von Zytokinen anzuregen, statt sie von außen zuzuleiten. Ähnlich der Tumorimpfung (siehe S. 20ff.) werden Patienten für Experimente Tumorzellen entnommen, die gentechnisch so verändert werden, daß sie vermehrt Interleukine produzieren. Nachdem die Zellen bestrahlt und damit unschädlich gemacht wurden, werden sie dem Patienten wieder zugeführt. Im Körper sollen sie dann mit ihrer vermehrten Interleukinproduktion die Abwehrzellen anlocken.

Auch biologische Verfahren wie die Mistel- und Thymustherapie sind im wesentlichen darauf gerichtet, daß die Abwehrzellen vermehrt Zytokine produzieren. Im Gegensatz zur externen Behandlung mit Zytokinen haben diese Methoden den Vorteil, daß die Zytokine hier in ihrem natürlichen Mischverhältnis ausgeschüttet werden.

Lektinblockade

Bei Magen- und Darmkrebspatienten treten sehr häufig Lebermetastasen auf – in den ersten drei Jahren nach der Operation sind 30 bis 50 Prozent aller Patienten betroffen. Der Kölner Immunologe Prof. Dr. med. Gerhard Uhlenbruck forscht seit 1979 zusammen mit dem Mikrobiologen Dr. Gerhard Pulverer an möglichen Gründen für diese besondere Häufigkeit. Inzwischen weiß man: Die Leber gehört zu den Organen, die besonders viel Energie in Form von Kohlenhydraten, die zu Zuckermolekülen umgewandelt werden, brauchen. Diese Energie verschafft sie sich mit Hilfe von Rezeptoren an den Leberzellen, den sogenannten Lektinen. Wie Fangarme greifen die Lektine nach den Zuckermolekülen im Blut, speziell nach D-Galaktose. Weil auch die Zellen der Magen- und Darmtumoren in ihrer Hülle den Zuckerstoff D-Galaktose enthalten, nimmt man an, daß sie von den Lektinen eingefangen werden und sich dann in der Leber ansiedeln. Als lektinreichstes Organ des menschlichen Körpers ist die Leber schließlich gleichzeitig das Organ, in dem sich am häufigsten Metastasen bilden.

Ein Zusammenhang zwischen den Lektinen in der Leber und der Metastasenbildung ist deshalb sehr wahrscheinlich.

Wirkungsweise

Mit Hilfe der Lektinblockade wird versucht, die Leberzellen während und unmittelbar nach der Operation so mit bestimmten Zuckermolekülen zu sättigen, daß alle Rezeptoren blockiert sind und keine Tumorzellen mehr eingefangen werden können. Die Ergebnisse sind bisher sehr vielversprechend und bestätigen die Richtigkeit der Annahmen. Bei einer größeren Studie an der Kölner Universitätsklinik hat sich gezeigt, daß bei den Darmkrebspatienten, die bei der Operation mit D-Galaktose-Infusionen behandelt wurden, bisher keine Lebermetastasen aufgetreten sind. Bei den Patienten ohne Lektinblockade haben sich im gleichen Zeitraum bei knapp fünf Prozent Lebermetastasen gebildet.

Die Behandlung wird derzeit noch im Rahmen von Studien an der Kölner Universitätsklinik durchgeführt.

Behandlung und Nebenwirkungen

Die Operation der Magen- und Darmkrebspatienten wird durch die Lektinblockade begleitet. Dabei werden dem Patienten zwei Stunden vor der Operation und bis zu drei Tage danach D-Galaktose-Infusionen verabreicht. Außer leichten Beschwerden wie Übelkeit oder Müdigkeit, die aber auch operationsbedingt sein können, sind bisher keine Nebenwirkungen bekannt geworden.

Weitere abwehrstärkende Therapien

Alle im vorhergegangenen Kapitel beschriebenen Immuntherapien zielen darauf ab, das Immunsystem direkt über die Abwehrzellen zu aktivieren. Versucht wird entweder, den Körper zu einer höheren Produktion von Abwehrzellen anzuregen, oder aber, die Abwehrzellen besser für ihren Abwehrkampf auszurüsten.

Auf den nächsten Seiten geht es jetzt um Behandlungsmethoden, die das Immunsystem ganz allgemein unterstützen und dadurch leistungsfähiger machen sollen. Sehr viele der Therapien wie die zusätzliche Gabe von Enzymen, Vitaminen oder die Sauerstoffbehandlungen helfen bei verschiedenen Krankheitsbildern – auch bei Krebs. Oftmals werden erst durch eine solche abwehrstärkende Therapie genügend Potential und Reserven im Körper aufgebaut, daß die Selbstheilungskräfte überhaupt aktiviert werden können.

Enzymtherapie

Enzyme sind Eiweißmoleküle, die im Körper bestimmte chemische Reaktionen, vor allem Stoffwechselvorgänge, bewirken. Wenn der Körper ein bestimmtes Enzym nicht produziert, muß es in Form von Medikamenten zugeführt werden. In der Krebstherapie werden Enzyme vor allem als Wirkungsverstärker bei anderen Behandlungen wie Mistel oder

Thymus empfohlen.

Wirkungsweise

Die Tumorzellen tarnen sich häufig hinter einer Eiweißhülle und sind dadurch für die Abwehrzellen nicht erkennbar. Eiweißspaltende Enzyme können versuchen, diese Hülle aufzulösen: Dann werden darunter wieder die Antigene sichtbar, und das Immunsystem kann die bösartigen Zellen erkennen und angreifen.

Außerdem sollen Enzympräparate die Fließeigenschaften des Blutes verändern und auf diese Weise helfen, die Metastasenbildung zu erschweren. In dünnflüssigerem und schnellerem Blut haben dann abgelöste Krebszellen weniger Chancen, festzuwachsen. Diese Vorgänge sind bisher allerdings lediglich im Reagenzglas nachgewiesen.

Behandlung und Nebenwirkungen

Enzyme können vor, während und nach der Operation in erhöhter Dosis verabreicht werden. Es ist möglich, daß sie eine leicht abführende Wirkung haben und Stuhlveränderungen verursachen.

Künstliches Fieber und Wärmetherapien

Die heilende Wirkung des Fiebers ist seit der Antike bekannt, und so lange gibt es auch Experimente mit Heilfieber. Fieber bekämpft die Gifte der Krankheitserreger, weil sie in dem unter erhöhten Temperaturen gesteigerten Stoffwechsel schneller abgebaut werden.

In der Krebsbehandlung wurde die Heilwirkung von Fieber zum ersten Mal vor rund hundert Jahren in Amerika eingesetzt: Damals löste der amerikanische Arzt Coley bei seinen Patienten künstliches Fieber aus, indem er ihnen Bakterienmischungen spritzte. Heute wird das künstliche Fieber mit ungefährlichen Erregern bestimmter Bakterienstämme verursacht und von einigen Therapeuten nach wie vor angewendet.

Weil das Fieber aber auch große und nicht ungefährliche Belastungen für den Organismus mit sich bringt, hat die Medizin nach anderen Wegen der Wärmebehandlung gesucht. Und so sind die alten Heilfiebertherapien der Ursprung einer modernen Behandlungsmethode gegen Krebs – der Hyperthermie. Der wesentliche Unterschied zum künstlichen Fieber besteht darin, daß der Körper bei den verschiedenen Formen der Hyperthermie extern erwärmt wird. Dies hat den Vorteil, daß hier die Temperatur viel besser gesteuert werden kann. Genau wie bei der Fiebertherapie macht sich die Hyperthermie zunutze, daß Immunsystem und Stoffwechsel bei erhöhter Temperatur sehr viel leistungsfähiger arbeiten. Hauptziel der Hyperthermie aber ist nicht die Aktivierung des Abwehrsystems, sondern die Beschädigung und Zerstörung von Krebszellen. Die Behandlung hat in Studien der Münchener Ludwig-Maximilians-Universität am Klinikum Großhadern große Erfolge gehabt und ist mittlerweile klinisch ausgereift. Unter Experten wird die Hyperthermie, besonders die Regionale Tiefen-Hyperthermie (RTHT), neben Operation, Strahlen- und Chemotherapie bereits als zukünftiges viertes Standbein der Krebsmedizin gehandelt.

So gesehen ist die Hyperthermie viel mehr als eine abwehrstärkende Methode. Trotzdem soll sie an dieser Stelle – in Zusammenhang mit ihren Anfängen in der Fiebertherapie – besprochen werden.

Künstliches Fieber

Die Wirkung des künstlichen Fiebers beruht auf der Tatsache, daß bei erhöhten Körpertemperaturen das ganze Abwehrsystem besonders stark in Bereitschaft versetzt wird und auf Hochtouren arbeitet. Enzyme wirken dann optimal, und zugleich werden große Mengen an Zytokinen ausgeschüttet. Und: Tumorzellen reagieren auf die höheren Temperaturen empfindlich.

Von guten Ergebnissen wird vor allem bei Sarkomen, Nieren- und Eierstockkrebs berichtet. Wie Fieber das Tumorgeschehen allerdings langfristig beeinflußt, ist nicht geklärt.

Als gesichert gilt aber der Vorbeugungseffekt von Fieber: Fieberhafte Infekte mindern das Krebsrisiko. 1996 hat eine Studie der Deutschen Krebsforschungsgesellschaft ergeben, daß das Hautkrebsrisiko bei Erwachsenen, die in fünf Beobachtungsjahren ein- oder mehrmals fieberhafte Erkrankungen hatten, um das Fünf- bis Zehnfache verringert ist.

Fiebertherapien werden stationär in Nachsorgekliniken oder Sanatorien durchgeführt. Für den Kreislauf bedeutet die Behandlung erhebliche Belastungen. Der Patient muß bei dem mehrstündigen Fieberschub, der häufig von starkem Schüttelfrost begleitet ist, unbedingt ärztlich überwacht werden. Weil der Fieberzustand nur zu einem bestimmten Grad steuerbar ist, können lebensbedrohliche Temperaturerhöhungen vorkommen.

Hyperthermie

Ziel der Hyperthermie ist eine weitgehende Rückbildung des Tumors. Als Erfolg wird es aber auch gewertet, wenn Tumoren Nekroseareale aufweisen, das heißt, in weiten Teilen abgestorben sind, oder wenn inoperable Tumoren nach der Hyperthermie so verkleinert sind, daß operiert werden kann. Grundlage der Methode ist die Hitzeempfindlichkeit der Krebszellen. Bei 42 bis 42,5 °C werden die Stoffwechselprozesse der Zellen gehemmt, so daß es zum Zelltod kommen kann. Gleichzeitig werden die Tumorzellen angreifbarer für das Immunsystem. Die Krebszellen verlieren ihre Tarnung, weil ihre Membranen Hitzeschockproteine aufweisen, an denen sie von den Abwehrzellen erkannt werden.

Zellkulturversuche haben außerdem ergeben, daß hitzebehandelte Tumorzellen noch empfindlicher auf eine nachfolgende Chemo- oder Strahlentherapie reagieren. Die Hyperthermie wird deshalb mittlerweile fast immer mit mindestens einer der beiden Behandlungen verknüpft.

Grundsätzlich unterscheidet man zwei Formen der Anwendung.

Ganzkörper-Hyperthermie (GHT)

Bei der Ganzkörper-Hyperthermie wird durch bestimmte Bestrahlungsgeräte im Stamm-Körper eine Kerntemperatur von etwa 42 °C erreicht. Weil sie eine große Belastung für den Kreislauf ist, wird die Behandlung unter einer leichten Narkose durchgeführt. Zur Anwendung kommt die GHT eigentlich nur noch dann, wenn eine regionale Tiefen-Hyperthermie nicht in Frage kommt. Also vor allem bei generalisierten Tumorleiden, bei denen sich Metastasen in mehreren Organen gebildet haben, sowie bei systemischen Erkrankungen wie Leukämie oder Lymphdrüsenkrebs.

Von-Ardenne-Nachsorgekliniken bieten die Ganzkörper-Hyperthermie in Verbindung mit der Systematischen Krebs-Mehrschnitt-Therapie (SKMT) an. Hier wird die Wärmebehandlung kombiniert mit einer Überzuckerung des Organismus (zur Übersäuerung der Tumoren), einer Zytostatikabehandlung und verstärkter Sauerstoffzufuhr. Die Kosten dafür belaufen sich auf etwa 17 000 Mark und können auf Antrag von den Krankenkassen übernommen werden.

Regionale Tiefen-Hyperthermie (RHTH)

Bei der regionalen Tiefen-Hyperthermie werden nur die Tumorzellen überwärmt und zwar gezielt mit 43 °C. Das setzt voraus, daß der Tumor auf eine Körperregion begrenzt ist. Der Vorteil dabei: Die Belastung für den Kreislauf ist sehr viel geringer als bei der Ganzkörper-Erwärmung. Besonders gute Erfolge hat die regionale Tiefen-Hyperthermie bei Weichteil- und Knochensarkomen erzielt, die im Beckenbereich und an den Gliedmaßen auftreten. Dr. med. Rolf Issels, der Leiter der Studien am Münchener Universitätsklinikum Großhadern, hat bei solchen Tumoren mehr als 2000 Hyperthermiebehandlungen mit gleichzeitiger Chemotherapie durchgeführt. Bei etwa 40 Prozent der Patienten, bei denen die Tumoren trotz Operation oder Bestrahlung weiter gewachsen waren, konnte er einen teilweisen oder vollständigen Rückgang der Geschwulst erreichen.

Zur Behandlung: Vor der eigentlichen Hyperthermie werden dem Patienten entweder bei der Primäroperation oder in einem gesonderten Eingriff Hohlkatheter mit beweglichen

Thermosonden in den Tumor eingepflanzt. Diese Sonden stellen sicher, daß während der Hyperthermie die optimalen Temperaturen erreicht werden.

Die Erwärmung selbst läuft über einen speziellen Ringstrahler, der elektromagnetische Wellen genau im Tumorbereich fokussiert.

Mittlerweile wird versucht, die Hyperthermie mit der Kernspintomographie zu verbinden, so daß die Behandlung und die Temperatur von außen am Bildschirm überwacht werden können und die Thermosonden wegfallen. Diese sind deswegen problematisch, weil sie über mehrere Monate im Tumorgewebe bleiben und als Fremdkörper ein mögliches Infektionsrisiko darstellen. Die Infektionen sind zwar meistens gut beherrschbar, manchmal müssen die Sonden aber auch entfernt und die Behandlung abgebrochen werden.

Weitere Nebenwirkungen können sein: Herz-Kreislauf-Belastungen und Störungen im Gerinnungssystem. Bei sehr tiefliegenden Tumoren kann es durch die hohen Temperaturen in seltenen Fällen zur Schädigung des gesunden Gewebes kommen.

Die Kosten belaufen sich bei der regionalen Tiefen-Hyperthermie auf etwa 6 000 Mark pro Behandlung, sie werden von der Mehrzahl der Kassen übernommen.

Adressen von Tumorzentren und Nachbehandlungskliniken finden Sie auf S. 126.

Sauerstoff- und Ozontherapien

Bei vielen Patienten ist aufgrund der Krankheit die Sauerstoffversorgung des Organismus nicht optimal, vor allem bei Bettlägerigkeit und Bewegungsmangel oder während Operation, Chemo- und Strahlentherapie. Sauerstoff und Ozon, das sich in seiner Zusammensetzung nur geringfügig von Sauerstoff unterscheidet, regen Stoffwechsel und Immunsystem an.

Wirkungsweise
Über die Wirkmechanismen von Sauerstoffbehandlungen existieren kaum wissenschaftliche Untersuchungen, praktische Erfahrungen haben aber einige Erfolge gebracht. Die Universitätsklinik für Strahlentherapie in Düsseldorf hat ermittelt, daß Sauerstoffzufuhr während einer Strahlenbehandlung die Ergebnisse verbessert. Untersucht wurde die hyperbare Sauerstofftherapie (HBO), bei der die Patienten während der Strahlenbehandlung in einer Druckkammer liegen und durch den herrschenden Überdruck mehr Sauerstoff aufnehmen. Zum einen zeigte sich, daß beschwerliche Nebenwirkungen wie Entzündungen weniger stark waren, zum anderen, daß die Sauerstoffzufuhr die Heilung der Strahlenschäden in den gesunden Zellen förderte.

Die bekannteste Sauerstofftherapie ist die systematische Krebs-Mehrschritt-Therapie (SKMT), die der Dresdener Physiker Manfred von Ardenne speziell für Krebspatienten entwickelte. Die Therapie umfaßt drei Stufen: Zuerst wird die Sauerstoffaufnahme des Körpers durch bestimmte Medikamente gefördert. Dann atmet der Patient über eine Nasensonde mit reinem Sauerstoff angereicherte Luft ein. In der dritten Stufe wird die Therapie durch Bewegung – Fahrrad-

fahren oder Gymnastik – ergänzt. Häufig wird die SKMT in Verbindung mit tumorschädigenden Behandlungen wie Chemo- oder Strahlentherapien, Hyperthermie oder Überzuckerung durchgeführt.
Die hämatogene Oxidations-Therapie und die Ozontherapie sind blutreinigende Behandlungen. Sie sollen den Kreislauf von Erregern befreien und vitalisierend wirken. Dem Patienten wird bis zu einem Viertelliter Blut entnommen. Bei der Ozontherapie wird das Blut mit Ozon versetzt, bei der hämatogenen Oxidations-Therapie mit UV-Licht bestrahlt und anschließend wieder in den Kreislauf zurückgeleitet.
Sauerstofftherapien müssen von erfahrenen Therapeuten bei guter Überwachung der Patienten durchgeführt werden. Während der Behandlung können Kreislaufprobleme und Schweißausbrüche auftreten, nur in extremen Fällen Blutdruckabfall, Schock und Embolien. Auf jeden Fall sollte eine sehr sorgfältige Nutzen-Risiko-Abwägung erfolgen.

Vitamine, Mineralstoffe und Spurenelemente

Durch eine gesunde, vollwertige Ernährung werden dem Körper normalerweise ausreichend Vitamine, Mineralstoffe und Spurenelemente zugeführt (siehe Seite 58). Bei Krebs aber ist wie bei vielen anderen Krankheiten der Bedarf an Vitalstoffen erhöht. Vor allem bei den besonderen Belastungen von Strahlen- und Chemotherapie können zusätzliche Gaben dem Organismus helfen, besser mit der Krankheit fertig zu werden.

Vitamine

Vitamine sind organische Substanzen, die für viele Funktionen des Körpers erforderlich sind. Man unterscheidet wasserlösliche Vitamine (Gruppe B und C) und fettlösliche Vitamine (Gruppe A, D, E und K), die nur in Verbindung mit Speisefett oder -öl vom Blut angenommen werden.

In der Krebsmedizin haben Vitamine vielfältige Wirkungen gezeigt: Vitamin A und seine Vorstufe Betakarotin sowie Vitamin C haben sich in Tierversuchen als krebshemmend erwiesen. Sie gelten außerdem als Radikalenfänger, die aggressive Sauerstoffmoleküle aus Smog, Umweltgiften oder Zigarettenrauch in Schach halten können.

Ihr Schutzpotential ist außerordentlich hoch und sie beeinflussen das Immunsystem positiv. Besonders Vitamin A wird deshalb therapeutisch eingesetzt. Manche Kliniken verordnen es in sehr hohen täglichen Dosierungen zur Rezidiv-Verhütung bei chronisch myeloischer Leukämie, bei Lungen- und Blasenkrebs und bei Tumoren im Hals-Nasen-Bereich.

In sehr hohen Dosierungen haben Vitamine unter Umständen auch Auswirkungen auf das Schmerzempfinden. Therapeuten berichten, daß Schmerzmittel bei Vitamintherapien oft deutlich reduziert werden können.

Behandlung und Nebenwirkungen
Die meisten Vitamine sind in Tablettenform oder als Trinkampullen frei verkäuflich, sind aber in dieser Form wegen ihres geringen Gehalts nicht für die Hochdosistherapien verwendbar. Vitamintherapien sollten nie selbst dosiert, sondern immer von einem Arzt oder Heilpraktiker verordnet werden. Bei Überdosierung können auch Vitamine erhebliche Nebenwirkungen haben: Zuviel Vitamin A kann Erbrechen, Schwindel, Hirn- und Gelenkschwellungen hervorrufen. Selbst das wasserlösliche Vitamin C, das vom Körper ausgeschieden wird, sobald er es nicht benötigt, kann zu Magenreizungen, Übelkeit und Durchfällen führen.

Mineralstoffe und Spurenelemente

Magnesium, Calcium oder Kalium sind Mineralstoffe, die für den Zellstoffwechsel und die Signalübertragung von Nerven- auf Muskelzellen von großer Bedeutung sind.
Die Mineralstoffe Selen, Zink und Kupfer werden als Spurenelemente bezeichnet, weil der Körper für Steuerungsvorgänge nur ganz geringe Mengen dieser Stoffe benötigt. Einige sind für das Immunsystem wichtig und können vor Krebs schützen. Wenn Therapeuten zusätzliche Gaben von Mineralstoffen und Spurenelementen verschreiben, dann vor allem Magnesium, Selen und Zink.
Magnesium hat entkrampfende und entspannende Effekte und wird häufig zur Beruhigung von depressiven Stimmun-

gen eingesetzt. Selen ist Bestandteil eines Enzyms, das die Zellen vor freien Radikalen, insbesondere vor Peroxiden, schützt. Damit hilft Selen wesentlich bei der Reparatur von Strahlen- und Chemotherapieschäden. Von Zink weiß man, daß es Baustein vieler Enzyme ist, die für die Reifung der Abwehrzellen in der Thymusdrüse verantwortlich sind. Um einer Abwehrschwäche vorzubeugen, werden deshalb belastende konventionelle Therapien von manchen Ärzten mit zusätzlichen Zinkgaben unterstützt.

Tabelle: Normale und therapeutische Dosierungen von Vitaminen und Mineralstoffen

	Empfohlener Tagesbedarf	Therapeutische Dosierung
Vitamin A	4 000 I.E.	5 000 – 20 000 I.E.
Betakarotin	5 mg	25 – 50 mg
Vitamin C	75 – 150 mg	1 – 4 g
Vitamin E	15 mg	100 – 300 mg
Magnesium	200 – 300 mg	200 – 300 mg
Selen	60 µg	100 – 300 µg
Zink	12 – 15 mg	20 mg

Therapien zur Schmerzlinderung und Steigerung des Wohlbefindens

Bis vor kurzem ist bei Krebsleiden Lebensverlängerung fast das einzige Kriterium für den Erfolg einer Therapie gewesen. Hier setzt auch unter Schulmedizinern langsam ein Umdenken ein: Was nützt eine oft nur kleine Spanne an zusätzlicher Lebenszeit, wenn sie für den Patienten dauernde Schmerzen oder Angstzustände bedeutet?

Aus Naturheilkunde und medizinischen Lehren anderer Kulturkreise sind Heilmethoden bekannt, die begleitend zur schulmedizinischen Krebstherapie angewendet werden und das Befinden der Patienten entscheidend verbessern können. Auf das Krebsgeschehen selbst haben sie keinen oder nur sehr geringen Einfluß, können aber gegen symptomatische Beschwerden helfen, Schmerzen lindern und dazu beitragen, daß der Patient sich allgemein besser fühlt und die Krebskrankheit sehr viel besser ertragen kann.

Die folgenden Seiten informieren über die wichtigsten Behandlungskonzepte. Jeder Patient sollte bei diesen heilkundlichen Therapien selbst entscheiden, ob und gegebenenfalls welche Methode für ihn in Frage kommt. Nicht empfehlenswert ist es, mehrere Behandlungen gleichzeitig durchzuführen (Ausnahme: begleitende, sanfte Anwendung von Heilpflanzen), weil der Therapeut nicht mehr beurteilen kann, was schließlich geholfen hat und was nicht.

Anthroposophische Medizin

In der Anthroposophie, der Lehre Rudolf Steiners (1861 bis 1925), gibt es keine Unterscheidung in rein körperliche und rein seelische Erkrankungen. Steiner teilt den Menschen in die Wesensglieder Seele, Geist und Leib ein, die ein harmonisches Gleichgewicht bilden. Wenn dieses Gleichgewicht gestört ist, können nach Steiners Theorie Krankheiten die Folge sein.

Die anthroposophische Medizin setzt auf ein ganzheitliches Konzept. Bei der Therapie für den Körper werden organische, pflanzliche, metallische und mineralische Wirkstoffe eingesetzt – je nach Charakter der Krankheit. Gegen den Schmarotzer Krebs beispielsweise die Schmarotzerpflanze Mistel. Ergänzt wird die leibliche Therapie durch anthroposophische Ernährungsrichtlinien (siehe S. 63).

Geist und Seele des Patienten sollen durch künstlerische Betätigung (Musik- und Maltherapie) und Bewegungsübungen (Heileurythmie) positiv beeinflußt werden. Die Eurythmie bringt den Körper in Einklang mit bestimmten Lauten von Musikinstrumenten und mit Tönen, die die Patienten selbst bilden.

Eine weitere Säule der anthroposophischen Medizin ist die Steinersche Gesprächstherapie, die sogenannte Biographiearbeit. Sie bemüht sich – in anderer Form als sonst die Psychotherapie – um die Aufarbeitung der Biographie des Patienten. Der Patient soll sein Schicksal annehmen und sich als Teil des Weltgeschehens betrachten, dem bestimmte Prüfungen ganz bewußt auferlegt worden sind.

Viele Patienten empfinden bei anthroposophischen Behandlungen, daß die Therapeuten sich sehr intensiv um sie kümmern. Sie schätzen die menschliche Atmosphäre in anthroposophischen Kliniken und können dadurch die Krankheit leichter ertragen.

Vorsicht ist bei der medikamentösen Behandlung geboten. Zum Beispiel ist nicht hinreichend bekannt, ob die Langzeiteinnahme von metallischen Medikamenten schaden kann.

Die Behandlungskosten einer Klinik mit anthroposophischer Ausrichtung werden bei einer Überweisung in eine solche Institution übernommen. Medikamente erstatten die Krankenkassen häufig, Heileurythmie und Biographiearbeit dagegen nur manchmal. Eine Stunde Heileurythmie kostet etwa sechzig Mark, Biographiearbeit muß ebenfalls häufig selbst bezahlt werden. Die Kosten variieren je nach Therapeut.

In Deutschland arbeiten einige tausend Ärzte nach Steiners Konzept, außerdem gibt es elf Kliniken mit anthroposophischer Ausrichtung. (Adressen siehe S. 135)

Akupunktur und Akupressur

Die beiden fernöstlichen Heilverfahren sind uralt, die Akupunktur soll bereits auf rund 5000 Jahre alten Schriftrollen erwähnt sein. Akupunktur wie Akupressur basieren auf der Vorstellung eines energetischen Fließsystems. Nach fernöstlicher Lehre ist bei Erkrankungen das harmonische Zusammenspiel der beiden sich ergänzenden Lebensenergien Yin und Yang gestört. Diese beiden Energieströme verlaufen im menschlichen Körper entlang sogenannter Meridiane (Energiebahnen). Bei der Akupunktur werden sterile Nadeln in therapeutisch wichtige Punkte gestochen, bei der Akupressur, einer Punktmassage, drückt, reizt, massiert man bestimmte Punkte entlang der Meridiane. Die asiatische Medizin kennt über 360 solcher über den ganzen Körper symmetrisch verteilter Punkte und 32 Meridiane, wovon zwölf als Hauptmeriadiane bezeichnet werden. Durch die gezielte Behandlung bestimmter Punkte soll die Harmonie der Energieströme wiederhergestellt werden, indem beispielsweise eine Blockade oder ein Stau beseitigt, zu geringer Energiefluß angeregt oder zu große Energiefülle umgelenkt wird.

Bei der Krebsbehandlung können Akupunktur und Akupressur vor allem zur Linderung von Schmerzen und Beschwerden hilfreich sein, beispielsweise bei Muskelschmerzen, die häufig eine Folge der Krebserkrankung sind, oder bei Beschwerden wie Übelkeit und Erbrechen während einer Chemo- oder Strahlentherapie. Meistens hat Akupunktur nicht nur kurzfristige Erfolge, bei vielen chronischen Schmerzen ist nachweislich eine dauerhafte Bekämpfung möglich.

Akupunktur und Akupressur wirken nicht gegen Störungen organischer Natur, also nicht gegen das Tumorgeschehen selbst, sagt der Gynäkologe und Anhänger der Akupunktur Dr. Karl Horst Junghanns (Titisee-Neustadt). Er sieht die Chancen der Akupunktur-Behandlung bei funktionellen und reversiblen (rückbildungsfähigen) Störungen.

Die gesetzlichen Krankenkassen bezuschussen die Kosten für eine Akupunkturbehandlung, wenn dem Patienten bestätigt wird, daß alle anderen Methoden seine Beschwerden nicht beseitigen konnten. Eine Sitzung kostet zwischen 60 und 100 Mark; weil häufig eine Reihe von Sitzungen erforderlich sind, können Kosten von etwa 1500 Mark entstehen. Die Kostenerstattung also vorher klären!

Akupressur-Behandlungen werden von den Krankenkassen nicht erstattet (je nach Zeitaufwand etwa 50 Mark pro Behandlung – oder auch darüber).

Akupunktur wird von einer Reihe von Ärzten und Heilpraktikern angeboten. Akupressur können Sie unter Umständen auch selbst durchführen, nachdem Sie ein Therapeut mit der Methodik vertraut gemacht hat. (Adressen siehe S. 135)

Bach-Blüten

Die Therapie geht zurück auf den englischen Arzt Dr. Edward Bach (1886 bis 1936). Nach seiner Auffassung können seelische Probleme und Erkrankungen, die seelischen Ursprungs sind oder einen psychischen Mitauslöser haben, mit Blütenextrakten behandelt werden. Durch das Einnehmen der Blütenessenzen soll seelischer Druck gemindert, ein gestörtes psychisches Gleichgewicht normalisiert werden.

Die Pflanzen für die Essenzen werden an sonnigen Tagen gepflückt, in Quellwasser gelegt und einige Stunden dem Sonnenlicht ausgesetzt, anschließend mit Alkohol versetzt und mit Wasser verdünnt. Aus 38 Arten wählt ein Therapeut schließlich die für den Patienten sinnvollen Blütenessenzen aus.

Bach-Blüten sollen nach einer Krebsbehandlung nur vorübergehend als zusätzliche Behandlung bei Angstgefühlen und Hoffnungslosigkeit eingesetzt werden. Ein Mittel gegen die Krebserkrankung sind sie nicht; Berichte über Heilungen sind nicht zu beweisen.

Bach-Blüten sind in Apotheken oder Esoterikläden als Einzelessenzen (etwa 20 bis 25 Mark) oder Sets (etwa 335 Mark) zu kaufen. Die Krankenkassen übernehmen die Kosten für eine Behandlung nicht.

Heilpflanzen

Pflanzen bilden die Basis ganz unterschiedlicher Therapien in der Krebsmedizin. Zum einen liefern Pflanzen Wirkstoffe für Zytostatika, die Krebsgifte, die bei der Chemotherapie eingesetzt werden. Beispielsweise die in tropischen und subtropischen Ländern beheimatete Pflanze Catharantus roseus: Sie enthält Alkaloide, die die Zellteilung hemmen können. Oder die Nadeln der pazifischen Eibe, die in Deutschland als Krebsgift zur Behandlung von Rezidiven bei Brust- und Eierstockkrebs zugelassen sind. Heute werden diese Wirkstoffe aus Kostengründen teilsynthetisch hergestellt.

Die Anwendung der Mistel, die Substanzen zur Stärkung der Immunabwehr enthält, wird gesondert beschrieben (siehe S. 16).

Heilpflanzen im eigentlichen Sinn helfen aber vor allem in ganz anderer Form: Ihre heilende Wirkung kann allgemeine Beschwerden, von denen Krebspatienten oft besonders betroffen sind, lindern oder sogar beseitigen.

Gegen *Magen- und Darmbeschwerden* hilft Fenchel. Seine ätherischen Öle Trans-Anethol und Fenchon wirken entkrampfend und beseitigen Blähungen. Außerdem hemmt Fenchel die Entwicklung bestimmter Bakterien. Pro Tag ein bis zwei Tassen Fencheltee trinken. Dafür pro Tasse einen Teelöffel frisch gestoßene Fenchelfrüchte mit kochendem Wasser übergießen, fünf Minuten ziehen lassen und abseihen.

Kopfschmerzen lassen sich mit Pfefferminze behandeln. Auch hier wirken die ätherischen Öle Menthol und Menthon krampflösend und erfrischend. Pfefferminzöl aus der Apotheke oder dem Reformhaus großflächig auf Stirn und Schläfen auftragen und einwirken lassen. Nicht abwaschen und nach einer Viertelstunde wiederholen. Studien haben ergeben, daß Minzöl bei Spannungskopfschmerzen genausogut hilft wie einige synthetische Kopfschmerztabletten.

Gelenk- und Muskelschmerzen lindern die Sesquiterpenlactone der Heilpflanze Arnika. In Apotheken und Reformhäusern gibt es Salben oder Tinkturen zur äußerlichen Behandlung. Oder einen Eßlöffel Arnikablüten mit einer Tasse kochendem Wasser überbrühen, gute fünf Minuten ziehen lassen, abseihen. Ein Tuch in die Mischung tauchen, ausdrücken, auf die schmerzende Körperstelle legen und zehn Minuten einwirken lassen. Bei Anwendung über mehrere Wochen können Hautreizungen entstehen.

Lavendel wirkt gegen *Streß*: Seine ätherischen Öle Linalylacetat und Linalool entspannen. Entweder als Tee anwenden (zwei Teelöffel Lavendelblüten mit einer Tasse kochendem Wasser übergießen, zugedeckt fünf Minuten ziehen lassen, abseihen) oder Lavendelkissen im Zimmer aufhängen. Lavendel entfaltet seine Wirkung auch, wenn die Inhaltsstoffe eingeatmet werden (Aromatherapie).

Die Bitterstoffe Humulon und Lupulon des Hopfen haben eine stark beruhigende Wirkung und können gegen *Nervosität* angewendet werden. Zur Beruhigung für Tee zwei Teelöffel Hopfenblätter mit einer Tasse kochendem Wasser überbrühen und fünf Minuten abgedeckt ziehen lassen. Mehrere Tassen über den Tag verteilt trinken. Auch Hopfenkissen helfen, eventuell in Kombination mit Passionsblume und Melisse aus der Apotheke.

Depressive Verstimmungen lassen sich mit Johanniskraut behandeln. Johanniskraut enthält hauptsächlich Hypericin – ein Stoff mit stimmungsaufhellender Wirkung. Nach neuen Erkenntnissen sind aber auch andere, noch nicht genau ermittelte Inhaltsstoffe für die positive Heilwirkung zuständig. Johanniskrauttinktur oder -dragees aus Apotheke oder Reformhaus nach Vorschrift einnehmen. Bei leichten Verstimmungen können Sie über einen längeren Zeitraum bis zu drei Tassen Johanniskrauttee täglich trinken: zwei Teelöffel Kraut für einen Viertelliter kochendes Wasser, fünf Minuten ziehen lassen.

Hildegard-Medizin

Die Äbtissin Hildegard von Bingen (1098 bis 1179), die als Heilerin und Seherin verehrt wird, sah zu ihrer Zeit Übergewicht, seelische Belastungen und mangelnde Disziplin in körperlicher und seelischer Hinsicht als Auslöser von Krankheiten an. In ihren medizinischen Werken »Physica« und »Causa et curae« beschreibt sie die Bedeutung von pflanzlichen, tierischen und metallischen Stoffen für die Gesundheit und setzt sich mit Ursachen und Behandlungen von Krankheiten auseinander. In Hildegards Gesundheitslehre nimmt neben der Therapie mit Heilpflanzen ein Regelwerk zur richtigen Lebensführung großen Raum ein. Heute gibt es eine Reihe von Rezepten für die »Hildegard-Küche«; es werden Kurse in Ernährungstherapie erteilt.

Auch wenn sich in den Ernährungs- und Lebensregeln der Hildegard von Bingen brauchbare Richtlinien finden lassen – gegen ein Krebsleiden sind sie kein Behandlungskonzept. Manche Verbote (zum Beispiel Erdbeeren und Lauch) sind aus heutiger ernährungswissenschaftlicher Sicht völlig uneinsehbar und stehen einer vielseitigen Ernährung, wie sie für Krebspatienten notwendig ist, entgegen (siehe S. 58).

Homöopathie

Die vor zweihundert Jahren von Samuel Hahnemann begründete Homöopathie behandelt nach dem Simile-Prinzip: Ähnliches soll mit Ähnlichem geheilt werden. Ein Wirkstoff, der in hoher Dosierung bei Gesunden ähnliche Symptome hervorruft, wie der Patient sie hat, wird dem Kranken in homöopathischer Dosierung verabreicht. Der am Gesunden geprüfte Wirkstoff wird also in bestimmten Potenzierungsschritten mit Milchzucker oder Alkohol verrieben bzw. verschüttelt. Je nach Verdünnung und Zahl der Schüttelschläge ergeben sich Niedrig- und Hochpotenzen. In der ersten Potenz wird ein Teil der Wirksubstanz mit 99 Teilen Trägersubstanz verdünnt (Potenz C1), davon wieder ein Teil mit 99 Teilen Trägersubstanz in der zweiten Potenz usw. In Deutschland sind auch D-Potenzen in Gebrauch, die nicht in Hunderter-, sondern in Zehnerschritten potenziert werden. Aus den ursprünglich zweihundert Homöopathika, die Hahnemann anwendete, sind heute 2500 geworden.

Nach jüngsten Umfragen stehen drei Viertel der Deutschen homöopathischen Behandlungen aufgeschlossen gegenüber, und ein ebenso großer Anteil der niedergelassenen Ärzte gibt an, gelegentlich homöopathische Arzneimittel zu verschreiben.

Die pharmakologische Wirkung der Homöopathie ist nach den naturwissenschaftlichen Methoden der Schulmedizin nicht nachgewiesen: In den Hochpotenzen lassen sich aufgrund der extremen Verdünnungsschritte keine Moleküle der Wirksubstanzen mehr feststellen. Aus homöopathischer Sicht kommt es aber nicht auf die enthaltene Materie, sondern auf die gespeicherte spezifische Energie an.

Für die Patienten steht die Wirksamkeit der Homöopathie

seit längerer Zeit außer Zweifel – vor allem bei chronischen Krankheiten wie Neurodermitis, Rheuma oder Migräne werden Erfolge berichtet. Und auch in der Krebstherapie werden homöopathische Mittel zur Linderung von Schmerzen und Beschwerden angewendet. Zu einem vollständigen Krankheitsbild, das mit einem bekannten Arzneimittelbild verglichen werden kann, gehören im homöopathischen Konzept immer eine sorgfältige Anamnese und Diagnoseschritte, wie sie teilweise auch in der Psychotherapie vollzogen werden. Diese Gespräche und die große Bedeutung, die die Homöopathen den Gemütssymptomen ihrer Patienten zumessen, werden von den meisten Behandelten als sehr angenehm und hilfreich empfunden. Für die Behandler sind sie zum Auffinden des jeweils am besten geeigneten Arzneimittels unerläßlich.

Die Kosten einer homöopathischen Behandlung werden meistens von den Krankenkassen übernommen, sofern der behandelnde Arzt Vertragsarzt (Kassenarzt) ist. Da die oft mehrstündige homöopathische Erstuntersuchung nicht im Leistungskatalog der gesetzlichen Krankenkassen enthalten ist, wird diese jedoch häufig separat berechnet.
(Adressen siehe S. 136)

Hypnose

Daß die Hypnose zur Therapie von Krankheiten angewendet wird, geht hauptsächlich auf den Amerikaner Milton H. Erickson (1900 bis 1980) zurück. Schon vor seiner Zeit versuchte zum Beispiel der Österreicher Franz Anton Mesmer,

Krankheiten mit Hypnose zu behandeln. Durch Verbal-Suggestions-Technik oder Fixationsmethode wird das Bewußtsein des Patienten beschränkt, so daß der Kranke auch seine Angst- und Schmerzzustände nur noch vermindert oder gar nicht mehr wahrnimmt.

Hypnosen können zur Linderung von Krebsschmerzen oder zur Besserung von Angstzuständen eingesetzt werden.

Eine Sitzung kann zwischen 100 und 250 Mark kosten; sechs Sitzungen gelten als untere Norm. Die Krankenkassen übernehmen die Kosten nur in Einzelfällen.

Wundermittel und Wunderheiler – wie erkennt man unseriöse Therapien?

Immer wieder werden neue Mittel und Therapien gegen Krebs entwickelt – seriöse, wirkungsvolle, aber auch solche, die ungeprüft und vielleicht nur aus Profitgier angeboten werden. Für den Krebspatienten ist es nicht immer einfach, hier zu unterscheiden. Oft sind die Therapeuten selbst überzeugt von ihren Methoden und wirken dann auch für ihre Patienten sehr überzeugend. Sie bauen Hoffnungen auf, die sich nicht erfüllen lassen, und nicht selten bleiben nach einer Behandlung nur Enttäuschung und hohe Kosten, die die Krankenkassen nicht erstatten.

Informieren Sie sich genau über die Behandlung und wie sie durchgeführt wird. Vorsicht, wenn ein Therapeut Sie bei einer so schweren Krankheit wie Krebs ohne vorhergehende Untersuchung behandeln oder Sie – möglicherweise sogar nur auf dem Postweg – mit Medikamenten versorgen will. Vergewissern Sie sich vorher, daß die Abrechnungen den üblichen Richtlinien bei Ärzten entsprechen, und klären Sie die Kostenerstattung mit Ihrer Krankenkasse. Dort können Sie sich gleichzeitig über die Behandlung aufklären lassen.

Gefährlich sind vor allem Therapeuten, die anerkannte Methoden ablehnen oder schlechtmachen. Manche versuchen sogar den Patienten zu überzeugen, daß ihre eigene Therapie bei gleichzeitiger schulmedizinischer Behandlung unwirksam würde. Dabei darf bei Krebs eine schulmedizinische Behandlung nie versäumt werden! Seriöse komplementäre Methoden werden immer nur als Ergänzung oder nach der konventionellen Erstbehandlung angewandt.

In jedem Fall helfen die Beratungsstellen und Informationsdienste: Wer nicht sicher ist, ob sein Therapeut sinnvolle Methoden anwendet, kann sich dort Rat holen (Adressen siehe S. 126).

Autologe Target Cytokine (ATC) nach Dr. Klehr

Der in München praktizierende Dermatologe Dr. Nikolaus Klehr bietet seit knapp fünfzehn Jahren die von ihm entwickelte ATC-Therapie an. Dabei filtert er aus Blutproben des Patienten die Killerzellen heraus, vermehrt sie und bereitet sie im Labor für einen aggressiven Angriff gegen die Tumorzellen vor. Der Patient bekommt sein Blut in Ampullen als Spritze gegen Krebs zurück, die er sich selbst in die Bauchdecke injiziert. Eine Behandlungsserie kostet zwischen 2400 und 2800 Mark, meist sind mehrere Serien erforderlich.

Der Fall Klehr beschäftigte 1992 die Gerichte. Nachdem dem Arzt vorübergehend untersagt worden war, die in seiner Praxis hergestellten Eigenblutprodukte in Verkehr zu bringen, darf er derzeit wieder behandeln. Die Behauptungen über die Wirksamkeit von Klehrs Therapie sind nicht belegt.

Beres-Tropfen

Beres-Tropfen wurden – aus Osteuropa kommend – in den 70er Jahren von einer deutschen Zeitschrift zum Wundermittel gegen Krebs hochgelobt. 1980 wurde festgestellt, daß es sich bei Produkten wie »Beres-Plus« und »Beres-Csepp« um eine Lösung mehrerer Metallsalze (Spurenelemente) handelt, die keine Wirkung gegen Krebs entfaltet. Beres-Tropfen dürfen in Deutschland nicht verkauft werden. Offenbar gibt es immer wieder Versuche, das Mittel übers Ausland nach Deutschland zu bringen.

Carnivora

Der gelbe Preßsaft aus der fleischfressenden Pflanze Dionaea muscipula (Venusfliegenfalle) wurde Anfang der 80er Jahre als Rettung bei Krebs gepriesen. 1983 bekamen zunächst zwei Darreichungsformen die Arzneimittelzulassung zur »Behandlung bösartiger Erkrankungen, wenn alle sonst verfügbaren konventionellen Therapien versagt haben«. Seit 1986 ruht die Zulassung: Es war bei der Anwendung des Venusfliegenfallenextraktes zu Fieber, Schüttelfrost und Kreislaufstörungen bis hin zum Kollaps und zum anaphylaktischen Schock gekommen. Eine Herstellungsfirma nahm den verdünnten Preßsaft vom Markt, es sind aber nach wie vor Präparate erhältlich.

Die Kosten der Behandlung liegen zwischen 200 und 400 Mark monatlich. Tatsächliche Heilerfolge seien trotz ausreichender Dokumentation nicht nachvollziehbar, meint die »Arbeitsgruppe Biologische Krebstherapie« am Nürnberger Klinikum.

Jomol

Der Regensburger Arzt Udo Ehrenfeld behandelt mit einem Präparat aus Strahlenpilz-Mikroorganismen. Kleinste Teile aus den Zellwänden der Mikroorganismen sollen an die Krebszellen andocken und so eine Markierung für das Immunsystem bieten. Dann würden Ehrenfeld zufolge vermehrt Zytokine ausgeschüttet und die Abwehrleistung gesteigert.

Die Arbeitsgruppe für Biologische Krebstherapie des Klinikums Nürnberg hat die Jomol-Behandlung untersucht und konnte keine Wirksamkeit feststellen.

Eine dreimonatiger Ampullenzyklus kostet die Patienten etwa 20 000 Mark; die Kostenerstattung ist unwahrscheinlich.

Konfliktheilung Dr. Hamer

Dr. Hamer vertritt die Auffassung, daß Krebs allein psychische Auslöser hat und will die Krankheit heilen, indem er den seelischen Konflikt des Patienten heilt. Nicht nur in letzter Zeit hat Hamer mit seiner Methode schlimme Schlagzeilen gemacht, derzeit ist ihm die Ausübung seines Berufs untersagt. Berichte über angebliche Heilungen konnten nicht bestätigt werden.

Recancostat

Recancostat wurde 1995 – unter anderem in einem Fernsehbeitrag – als wirksam gegen Krebs dargestellt. Besonders bei schnellwachsenden Tumoren soll es Heilung bringen können. Die Arzneimittelkommission der Bundesärztekammer, die Bundesvereinigung Deutscher Apothekerverbände und die Deutsche Krebsgesellschaft haben mit Protesten reagiert: Das Präparat Recancostat comp. enthält Glutathion, L-Gystein und Anthocyan-Farbstoffe und damit Substanzen, die in der Nahrung natürlich vorhanden sind. Die Wirkstoffe gelten zwar als Radikalenfänger (siehe S. 59) und können bei der Krebsvorbeugung beispielsweise gegen Strahlenschäden, Umweltgifte und Zigarettenrauch nützen, eine Heilwirkung bei Tumoren läßt sich aber nicht nachweisen.

Eine Tagesdosis Recancostat kostet rund hundert Mark, die Kostenerstattung ist sehr fraglich.

Lebensweise: Was kann ich selbst tun?

Eine ganzheitliche Krebsbehandlung setzt darauf, daß der Patient nicht nur die ärztlichen Behandlungen über sich ergehen läßt, sondern von sich aus etwas gegen die Krankheit tut. Einen sehr großen Beitrag leistet er, wenn er sich bemüht, seine bestmögliche körperliche und seelische Verfassung zu erreichen: über eine richtige, vollwertige Ernährung, viel Bewegung und, ganz wichtig, eine ausgeglichene Psyche. Wenn man weiß wie, läßt sich die Lebensweise, was Ernährung und Bewegung angeht, ganz leicht umstellen. Das mit der ausgeglichenen Psyche ist weniger einfach – aber dafür gibt es sehr gute Hilfestellungen. Mittlerweile haben viele Onkologen erkannt, wie wichtig es ist, daß ihre Patienten auch psychologisch begleitet werden: in den Tumorzentren selbst, in Selbsthilfegruppen und von erfahrenen Psychotherapeuten.

In den folgenden Kapiteln finden sich Informationen darüber, wie eine gesunde Ernährung aussieht, was von den verschiedenen Anti-Krebs-Diäten zu halten ist, und wie man sich auch als Krebspatient fit halten kann. Außerdem werden die Erkenntnisse und Konzepte der Psychoneuroimmunologie und der Psychoonkologie vorgestellt sowie verschiedene Methoden der Psychotherapie die speziell bei Krebs weiterhelfen können.

Ernährung

Krebsexperten gehen davon aus, daß falsche Ernährung mindestens bei einem Drittel aller Krebserkrankungen an der Entstehung beteiligt ist. Vor allem fettreiche Ernährung und Übergewicht gehören zu den großen Risikofaktoren: Ihr Zusammenhang mit Krebs an Darm, Brust, Gebärmutter, Eierstöcken oder Prostata ist nachgewiesen. Ebenso ist erforscht, daß Nitrate aus geräucherten und gepökelten Lebensmitteln Magenkrebs verursachen können. Allein aus diesen Zusammenhängen ergeben sich schon Empfehlungen für eine sinnvolle Ernährung – zur Vorbeugung und erst recht bei Krebs.

Für den Krebskranken kann es aber nicht genügen, nur auf Lebensmittel zu verzichten, die schaden könnten. Wer seine Ernährung zur Heilungshilfe machen will, sollte seinen Organismus ausreichend mit wichtigen Nähr- und Heilstoffen versorgen.

Für ganzheitlich orientierte Ärzte hat die Ernährung sehr wesentlich damit zu tun, wie gut ein Körper mit der Erkrankung fertig wird und wie gut er sich vor Rückfällen oder Metastasenbildung schützen kann. Wer eine schwere Krankheit besiegen will, eine Operation hinter sich gebracht hat oder mit den Folgen von Chemo- und Strahlentherapie zu kämpfen hat, dessen Körper braucht dringend Unterstützung. Die Erkenntnisse der Ernährungswissenschaftler sind seit längerem so gesichert, daß sich aus ihnen Ratschläge für eine heilungsfördernde Kost ableiten lassen.

Aber: Auch wenn die richtige Ernährung sehr viel für die Gesundung leisten kann, muß dem Krebspatienten klar sein, daß es »die« Heildiät gegen Krebs nicht gibt.

Bei den vielen Diäten und Ernährungsstilen, die heute

von allen möglichen Therapeuten und Heiltheoretikern angeboten werden, ist Orientierung nötig. Nach einer Empfehlung für eine sinnvolle und vollwertige Ernährung bei Krebs werden die bekanntesten »Krebsdiäten« kritisch vorgestellt.

Konzept und Zusammensetzung einer vollwertigen Ernährung

Richtlinien für eine vollwertige Ernährung, wie sie von der Deutschen Gesellschaft für Ernährung oder von den Ernährungswissenschaftlern Bruker, Kollath, Körber, Männle und Leitzmann zusammengestellt werden, gelten vom wissenschaftlichen Standpunkt aus gesehen als sinnvolle Ernährung bei Krebs. Vollwerternährung ist eine überwiegend laktovegetarische Ernährungsweise, die rohe bzw. gering verarbeitete Lebensmittel bevorzugt (etwa die Hälfte der Nahrung sollte aus nicht erhitzter Frischkost bestehen). Die Basis bilden Vollkornprodukte, Gemüse und Obst sowie Milch und Milchprodukte. Ergänzend sollten kleine Mengen an Fleisch, Fisch und Eiern als wichtige Energieträger gegessen werden. Die Lebensmittel sollen möglichst frisch und ohne Zusatzstoffe sein, ihre Zubereitung erfolgt schonend, mit wenig Salz und wenig Fett.

Im Konzept der Vollwerternährung werden auch Umwelt- und Sozialverträglichkeit des Ernährungssystems berücksichtigt. Grundsätzlich sollen die Erzeugnisse aus anerkannt ökologischer Landwirtschaft und möglichst aus der Region kommen und außerdem nur dann auf den Speiseplan gesetzt werden, wenn sie auch Saison haben. So wird vermieden, daß die Lebensmittel einen langen Transport hinter sich haben und unter künstlichen Bedingungen erzeugt wurden.

Pflanzliche Nahrungsmittel: wenig Kalorien, viele lebenswichtige Nährstoffe

Den Großteil, nämlich drei Viertel der täglichen Ernährung sollen Lebensmittel pflanzlichen Ursprungs bilden: Getreide, Brot, Nudeln, Vollreis, Kartoffeln, Gemüse, Salat und Obst. Darin sind vergleichsweise wenig Kalorien enthalten, dafür aber die meisten lebenswichtigen Nährstoffe wie Vitamine, Ballaststoffe oder Spurenelemente.

Vitamine

Die Vitamine Betakarotin, Vitamin C und E, die auch für den Krebskranken besonders wichtig sind, sind fast ausschließlich in pflanzlichen Nahrungsmitteln enthalten.

Betakarotin und Vitamin C sind Radikalenfänger und haben in Tierversuchen sogar krebshemmende Effekte gezeigt. (Weitere Informationen zur Wirkung der einzelnen Vitamine finden Sie auf S. 37). Karotine sind in roten, gelben und grünen Gemüsen enthalten, besonders in Möhren und Tomaten. Weil Betakarotine zu den fettlöslichen Vitaminen gehören, müssen die Gemüse mit Speisefetten (etwas Sahne oder Öl) gegessen werden, um ihre Wirkung zu entfalten. Die Karotin-Aufnahme verbessert sich auch, wenn zum Beispiel Möhren nicht roh verzehrt, sondern leicht angegart, gesaftet oder gemixt werden. Den Tagesbedarf von 5 mg Betakarotin decken Sie mit 250 g Gemüse oder 400 ml Gemüsesaft.

Im Gegensatz zu Karotinen ist Vitamin C sehr hitzeempfindlich. Obst und Gemüse mit hohem Vitamin-C-Gehalt sollte deshalb möglichst roh gegessen oder nur kurz erhitzt werden. Für die empfohlene tägliche Vitamin-C-Menge von 75 bis 150 mg sollten Sie 250 g Obst bzw. Gemüse oder 200 ml Obstsaft zu sich nehmen. Besonders viel Vitamin C enthalten Schwarze Johannisbeeren, Petersilie, Paprika, Brokkoli, Spinat und Zitrusfrüchte.

Vitamin E liefert einen wichtigen Beitrag zum Zellschutz. Es wird vor allem durch pflanzliche Öle (Soja-, Sonnenblumen-, Weizenkeim- und Leinöl) und Nüsse bereitgestellt. Olivenöl enthält weniger Vitamin E, dafür aber wertvolle Omega-3-Fettsäuren. Täglich werden 10 bis 30 mg Vitamin E empfohlen, die etwa mit 10 g Pflanzenöl und 20 g Nüssen abgedeckt sind.

Sekundäre Pflanzenstoffe

Natürlich können Vitamine auch durch Präparate zugeführt werden. Frisches Obst und Gemüse aber bleiben unersetzlich wegen ihrer wichtigen anderen Substanzen: den Ballaststoffen und sekundären Pflanzenstoffen. Letztere sind gerade für Krebspatienten bedeutsam. Sekundäre Pflanzenstoffe sind bioaktive Substanzen, die die Pflanze bildet, um sich vor Sonnenbestrahlung, Schadstoffen und Schädlingen abzuschirmen. Die Wirkstoffe können, wenn sie mit der Nahrung aufgenommen werden, auch beim Menschen ihre schützende Funktion entfalten.

Mit manchen dieser Pflanzenstoffe, meistens mit Farb- und Aromastoffen, wird in der Natur- und Erfahrungsheilkunde seit langem behandelt. Möglicherweise stehen diese Behandlungen durch das jetzige Wissen auf einer wissenschaftlichen Grundlage.

Bezogen auf Krebs meinen die Ernährungsforscher, daß sekundäre Pflanzenstoffe nicht nur gute Radikalenfänger sind, sondern auch direkt auf das Tumorgeschehen Einfluß nehmen können. Ihre Wirkstoffe schützen vor Zellschäden durch krebserregende Substanzen, verhindern die Vermehrung geschädigter Zellen und helfen sogar, die Schäden zu reparieren.

Die wichtigsten bisher erforschten sekundären Pflanzenstoffe sind: Indole (in Kohlgemüsen), Lycopene (in Tomaten), Limonene (in Zitrusfrüchten), Sulforaphane (in Brokkoli), Lignane (in Getreide und Hülsenfrüchten). Eine zentrale Stellung für die Krebsbehandlung könnte einmal das Genestein der Sojabohnen einnehmen. In den Labors laufen Versuche, daraus ein Medikament zu entwickeln, das die Bildung von Metastasen hemmen würde. Genesteine können nämlich möglicherweise den Prozeß, bei dem sich Krebszellen in die Blutversorgung einschalten, blockieren und die Zellen dadurch aushungern.

Ballaststoffe
Pflanzliche Nahrungsmittel und nur sie sorgen auch für die lebenswichtige Ballaststoffversorgung. Ballaststoffe sind unverdauliche Fasern aus Obst, Gemüse und Getreide. Sie quellen im Darm und steuern als natürliche Abführmittel einen regelmäßigen Stuhlgang. Wer genügend Ballaststoffe zu sich nimmt, erhält sich eine intakte Darmflora und verhindert Darmträgheit und Verstopfung. Schad- und Reizstoffe werden schnell ausgeschieden und bleiben nicht zu lange im Körper. Ballaststoffreiche Ernährung kann außerdem helfen, sich vor Dickdarmkrebs zu schützen. Ein wertvoller Zusatzeffekt: Ballaststoffe beseitigen schädliches Cholesterin.

Tierische Produkte: ein Minimum reicht aus

In einer vollwertigen Ernährung ist höchstens ein Viertel der Nahrungsmenge für tierische Produkte reserviert: für Milch und Milchprodukte, für Fleisch, Fisch und Eier. Bei pflanzlichen Lebensmitteln muß nur sehr selten auf den Energiegehalt geachtet werden, bei tierischen empfiehlt es sich, Mengen und Kalorien zu berücksichtigen.

Milchprodukte und Fisch sollten auf dem Speiseplan auf keinen Fall fehlen, sie enthalten wertvolle Nährstoffe wie Calcium, Selen und Vitamin E. Bei Fleisch und Wurst wird gespart: Zwei kleine Fleischmahlzeiten und etwas Wurst pro Woche versorgen den Körper ausreichend mit Eisen und bestimmten Eiweißen. Bevorzugen Sie mageres Fleisch, am besten Geflügel, und vermeiden Sie fettes, geräuchertes oder gepökeltes Fleisch.

Die häufigsten Anti-Krebs-Diäten und ihre Wirkungen

Von Kaffee-Einläufen und Substanzen aus der Brieftaubennahrung über ein Verbot von Nachtschattengewächsen wie Kartoffeln oder Tomaten bis hin zum Aushungern eines Tumors durch Saftfasten – die Diätpläne gegen Krebs sind ein weites Feld und häufig auch ein Tummelplatz für Sektierer. Die Arbeitsgruppe Biologische Krebstherapie des Klinikums Nürnberg hat die häufigsten Krebsdiäten zusammengestellt, ihre Ziele ermittelt und dann bewertet. Die Bewertungen basieren auf Überprüfung der jeweiligen Ernährungsrichtlinien durch anerkannte Institutionen (Bundesforschungsministerium, Schweizerische Krebsliga, National Research Council/USA).

Maßstab der Bewertung ist die vollwertige Ernährung, wie sie oben beschrieben wurde. Wenn Ihnen eine bestimmte Ernährungstherapie empfohlen worden ist, können Sie sich hier genauer informieren.

Noch einmal der Hinweis: Es gibt keine wissenschaftlich fundierten Ernährungsstile, die sich bei Krebs im Sinne einer Heildiät einsetzen lassen. Sinnvolle Ernährung kann für

Krebspatienten eine große Heilungshilfe sein, nicht aber den Krebs selbst heilen.
Für den schnellen Überblick:

▲ empfehlenswert, mit vollwertiger Ernährung vereinbar
● für Krebspatienten nicht geeignet
■ kommt auf den Einzelfall an

Anthroposophische Ernährung ▲
Ernährung ist nur ein Teil im ganzheitlichen anthroposophischen Lebenskonzept nach Rudolf Steiner (siehe S. 41). In erster Linie soll der »geistige« Gehalt der Nahrung berücksichtigt werden, wichtig ist bewußtes Essen und die Geschmackswahrnehmung. Neben der Gesunderhaltung des Körpers soll die Nahrung die geistige und seelische Entwicklung positiv beeinflussen. Steiner rät zum Verzicht auf denaturierte, leblose Nahrungsmittel und empfiehlt Gemüse, Vollkorn- und Milchprodukte und Eier – alles aus biologisch-dynamischem Anbau. Von Fleisch, Wurstwaren und Nachtschattengewächsen (beispielsweise Tomaten, Kartoffeln, Auberginen) wird abgeraten.

Die anthroposophische Ernährung ist eine ovo-lakto-vegetarische Ernährung. Damit ist sie grundsätzlich kein Widerspruch zu konventionellen Ernährungsempfehlungen, sondern als empfehlenswerte Vollwertkost zu bewerten. Das Verbot der gesunden Nachtschattengewächse ist aus ernährungswissenschaftlicher Sicht allerdings nicht nachzuvollziehen.

Chinesische Ernährungslehre ■
Auch die chinesischen Ernährungsrichtlinien sind in ein ganzheitliches Konzept eingebettet. Seit frühester Zeit wird der Diätetik in der chinesischen Medizin eine große Rolle

zugemessen. Entscheidend ist, durch eine ausgewogene Ernährung und Lebensweise ein harmonisches Gleichgewicht zwischen Körper, Geist und Seele zu entwickeln. Denn Störungen dieses Gleichgewichts lösen nach der chinesischen Lehre Krankheiten aus. Auf jeden Menschen wirken von außen energetische Einflüsse ein, zugleich hat er selbst ein energetisches Potential, das durch Funktionskreise oder Funktionsbereiche im Körperinneren (Schaltstellen) bereitgestellt und über Leitbahnen verteilt wird. Das Spannungsfeld dieser energetischen Einflüsse bezeichnet man als Qi. Jedem Lebensmittel wird eine bestimmte Wirkung im menschlichen Körper zugeschrieben. Nahrungsmittel werden in der chinesischen Diätetik bezüglich ihrer Geschmacksrichtung (salzig, bitter, sauer, neutral, süß, scharf), ihres Temperaturverhaltens (kalt bis heiß), ihrer energetischen Wirktendenz (hebt an, senkt ab, wirkt an der Oberfläche bzw. in der Tiefe) beschrieben und in welchem Funktionsbereich sie wirken. Saure Nahrungsmittel (Äpfel, Grapefruits) beispielsweise sind gut für das Leberorgan, süße dagegen für das Milzorgan. Bei Kranken werden je nach Syndromen die gestörten Organe energetisch behandelt, damit sich das Gleichgewicht wieder fügt. Die Ernährung ist dabei aber nur Teil dieser energetischen Behandlung.

Die Bewertung der Nürnberger Arbeitsgruppe Biologische Krebstherapie weist darauf hin, daß sich der chinesische Ernährungsplan sowie die Auswahl der Lebensmittel nicht ohne weiteres mit den Anforderungen konventioneller Ernährungsempfehlungen gleichsetzen lassen. Weil die Ernährung auf das Gleichgewicht jedes einzelnen abzustimmen ist, ist kein Pauschalurteil möglich. Bei individueller Zusammenstellung durch einen Spezialisten ist eine ausgewogene Ernährung nach den modernen Ansprüchen der Nährstoffversorgung jedoch gewährleistet.

Makrobiotische Kost ●
Die Makrobiotik geht auf die Japaner Oshawa und Kushi zurück und ist ein der chinesischen Medizin verwandtes Konzept. Auch hier werden Krankheiten auf energetische Grundsätze zurückgeführt, die aus ihrem natürlichen Gleichgewicht geraten sind.

Makrobiotiker empfehlen eine Ernährung, die sich vor allem aus Vollkorngetreide und pflanzlichen Lebensmitteln aufbaut. Fisch ist in geringen Mengen erlaubt. Auf Milchprodukte, Fleisch, Zucker, Konserven, Kaffee und Tee soll verzichtet werden. Makrobiotische Kost besteht anfangs zu 50 bis 60 Prozent aus Vollgetreide und daraus hergestellten Produkten, zu 20 bis 30 Prozent aus einheimischen Gemüsen, zu fünf bis zehn Prozent aus Bohnen und Meeresgemüse und zu fünf Prozent aus Suppen. Ein weiterer Fünf-Prozent-Anteil ist für Getränke, Fisch und Desserts vorgesehen. Später nimmt im makrobiotischen Konzept der Anteil an Getreideprodukten immer weiter zu, bis die anderen Lebensmittel ganz weggelassen werden. Makrobiotisches Essen wird mit sehr viel Salz (bis zu 30 Gramm täglich!) zubereitet.

Es soll gründlich gekaut (jeder Bissen möglichst 100mal) und dem Körper nur wenig Flüssigkeit zugeführt werden.

Makrobiotische Kost läßt sich nur in ihrer Anfangsstufe mit einer vollwertigen Ernährung vergleichen. Aber auch hier kann durch den Verzicht auf Milch- und Fleischprodukte schon Calcium- und Eisenmangel auftreten. Bei längerer Anwendung muß vor einer Mangelernährung gewarnt werden: Makrobiotische Kost ist arm an Eiweiß, Vitaminen und Spurenelementen. Bedenklich ist auch die Reduzierung der Trinkmenge bei gleichzeitiger hoher Salzzufuhr. Insgesamt ist eine makrobiotische Ernährungsweise für Krebskranke nicht ratsam.

Die verschiedenen vegetarischen Kostformen

Vegetarier lassen sich in drei große Gruppen einteilen:

a) Strenge Vegetarier, Veganer, ernähren sich rein pflanzlich und vermeiden zum Teil sogar Honig. ●

b) Lakto-Vegetarier ergänzen ihre pflanzliche Ernährung mit Milchprodukten. ▲

c) Eine ovo-lakto-vegetarische Ernährung besteht aus pflanzlicher Kost, Milchprodukten und Eiern. ▲

Die verschiedenen vegetarischen Ernährungsweisen beurteilt die Nürnberger Arbeitsgruppe Biologische Krebsabwehr folgendermaßen: Bei veganer Kost hält sie es für kaum möglich, sich ausgewogen zu ernähren, weil zu wenig Eiweiß, Vitamin B12, Kalzium, Eisen und Jod enthalten ist. Mit lakto- und ovo-lakto-vegetarischer Kost dagegen ist eine vollwertige Dauerernährung möglich. Aber auch hier muß darauf geachtet werden, daß die Jod- und Eisenversorgung ausreicht.

Die Rohkost-Ernährung als besondere vegetarische Form kann als Dauerkost nicht empfohlen werden, weil sie den Mindestbedarf an einigen Nährstoffen nicht deckt.

Moerman-Diät ▲

Der holländische Arzt Moerman stellte in den 30er Jahren bei Fütterungsversuchen an Tauben fest, daß die Tiere bei entsprechender Versorgung mit Vitamin A, C, E, dem Vitamin-B-Komplex, Zitronensäure, Eisen, Jod und Schwefel nicht an Krebs erkrankten. Aus seinen Erkenntnissen entwickelte er eine Theorie über die stufenweise Entstehung von Krebs beim Menschen und ein vorbeugendes Ernährungskonzept. Er empfiehlt ovo-lakto-vegetarische Kost. Auf Wasser, Kaffee, Tee, Kakao, Eiweiß, Kartoffeln, Datteln, Feigen, süße Trauben, Zucker, Mehl, Fleisch, Fisch und tierische Fette sowie Salz soll verzichtet werden. Zusätzlich sollen die obengenannten Schutzstoffe als Medikamente eingenommen werden.

Die Deutsche Gesellschaft für Ernährung weist die Moerman-Krebsdiät als unbewiesen zurück, bescheinigt aber, daß sie eine ausreichende Nährstoffversorgung gewährleisten kann.

Krebskur nach Breuss ●

Die Krebskur des österreichischen Heilpraktikers Breuss beruht auf dem Glauben, »daß Krebs nur von festen Speisen lebt, die der Mensch zu sich nimmt.« Bei einer 42tägigen Fastenkur dürfen nur Gemüsesäfte (Rote-Bete-, Karotten-, Sellerie-, Rettich- und Kartoffelsaft) und Kräutertees getrunken werden. Auf diese Weise soll ein Tumor oder eine Leukämieerkrankung ausgehungert werden.

Von einer Krebskur nach Breuss rät die Arbeitsgruppe Biologische Krebstherapie in Nürnberg dringend ab. Insbesondere für ohnehin geschwächte Patienten ist sie sehr gefährlich, manchmal sogar lebensbedrohlich. Nach Beobachtungen des Schweizer Arztes W. F. Jungi werden Tumoren zwar während der Kur tatsächlich kleiner, aber nur, um danach um so schneller weiterzuwachsen. Es ist nachgewiesen, daß die Breuss-Kur zu erheblicher Mangelernährung und folglich zu einer Schwächung der Körperabwehr führt.

Öl-Eiweiß-Kost nach Budwig ■

Nach Auffassung der Apothekerin Dr. Johanna Budwig sind alle Krebsauslöser über den Fettstoffwechsel zu beherrschen. Sie glaubt, daß auch Krebs selbst durch die Verwendung des richtigen Fetts (z. B. mehrfach ungesättigte Fettsäuren wie Leinöl) und durch Verzichten auf schlechte Fette (gesättigte Fettsäuren, gehärtete Fette) geheilt werden kann. Ihre Kost besteht hauptsächlich aus Quark und Leinöl, mit Nüssen zu einem Müsli verrührt. Ansonsten schlägt sie eine lakto-vegetarische Ernährung vor, die sehr kalorienreich sein soll (4000 Kalorien am Tag). Zu trinken gibt es Sauerkrautsaft und andere Gemüsesäfte.

Ärzte kritisieren vor allem den empfohlenen Energiegehalt, der weit über der durchschnittlichen Energiemenge für Erwachsene liegt. Mit Budwigs Rezepten läßt sich eine Vollwerternährung gut ergänzen, für sich genommen können sie leicht zu Mangelerscheinungen führen.

Anti-Krebs-Diäten auf der Basis von Otto Warburgs Theorie
Eine große Gruppe von Krebsdiäten basiert auf der Theorie der anaeroben Zellatmung, die der Nobelpreisträger Otto Warburg in den 20er Jahren entwickelte. Nach dieser Theorie entstehen Krebszellen in zwei Stufen: Zuerst wird die Zellatmung unwiederbringlich geschädigt und anschließend kämpft die Zelle um ihre ursprüngliche Struktur. Warburgs Ansatz gilt seit längerem als widerlegt. Untersuchungen haben gezeigt, daß der anaerobe Stoffwechsel (der Gärungsprozeß) einer Tumorzelle nicht Ursache der Zellentartung ist, wie Warburg angenommen hatte, sondern Folge einer ungenügenden Sauerstoffversorgung bei raschem Tumorwachstum.

Trotzdem bauen noch immer viele Ernährungsformen auf der anaeroben Zellatmung auf. Ihr Prinzip ist, in die Atmungskette der Tumorzellen einzugreifen und wieder zur normalen Zellatmung zurückzuführen.

Krebsfeindliche Vollwertkost nach Schultz-Friese ▲
Diese Kost entspricht im weitesten Sinne einer ovo-lakto-vegetarischen Kost mit Zusätzen. Für fünf bis sechs kleine Mahlzeiten täglich werden vor allem gesäuerte Milchprodukte, kaltgepreßte Pflanzenöle, Lebensmittel mit rechts-

drehender Milchsäure und Rotfarbstoff-Träger wie Rote Bete empfohlen. Verboten sind Fleisch und Süßmilch, die Fettzufuhr wird auf 60 Gramm täglich begrenzt.

Die Überprüfung durch die Nürnberger Arbeitsgruppe Biologische Krebstherapie hat ergeben: Grundsätzlich ist Schultz-Frieses »Bestkost« eine empfehlenswerte Ernährungsform, unbegründet sind aber Verbote wie Tomaten, Kartoffeln, Honig.

Ernährungstherapie nach Gerson ●
Der Internist Dr. Max Gerson führt unter Bezug auf Warburg die Entstehung von Krebs auf eine Schädigung der Oxidationsenzyme zurück – insbesondere durch eine chronische Schädigung der Leber. Eine Ernährung ohne Natrium, Chlor und Wasser soll die »negativen Potentiale« im Krebsgewebe vermindern und so die Versorgung des Tumors einschränken. Gleichzeitig wird in größeren Mengen die Einnahme von Kalium, Jod, Niacin, Vitamin B12 sowie von Verdauungsenzymen und rohem Kalbslebersaft empfohlen. Auf tierische Produkte und Fette soll verzichtet werden, außerdem auf Soja, Salz, scharfe Gewürze, Alkohol, Tee, Kaffee, Wasser, Kakao, weißen Zucker, Weißmehl, Nüsse, Pilze, Konserven. Jeden Tag bekommt der Patient vier bis sechs Kaffee-Einläufe.

Das National Cancer Institute, das amerikanische Krebsinstitut, hat die Therapie überprüft und keinen Beweis für ihre Wirksamkeit gefunden. Kritiker glauben, daß die Lebensqualität der Patienten durch den monotonen und geschmacksarmen Speiseplan, die großen Mengen an Säften (zum Beispiel roher Kalbslebersaft) und die häufigen Einläufe vielmehr gemindert wird.

Ernährungstherapie nach Zabel ■
Zabels Therapie soll die Atmung des Wirtsorganismus – und damit der Zelle – verbessern. Dabei werden gezielt Proteinträger wie Sauermilch und Magerquark sowie geeignete Fette (kaltgepreßte Pflanzenöle) eingesetzt. Im übrigen besteht die Kost aus Magermilchprodukten, Kalbsleber oder Jungtierfleisch, Vollkornprodukten und Obst aus biologischem Anbau, Milchzucker. Zu vermeiden sind Schweinefleisch, fette Fleisch- und Wurstwaren, Zucker, Weißmehl und andere entwertete Kohlehydrate, Vollmilchprodukte, raffinierte Öle.

Die Patienten sollen Übergewicht abbauen und die Mahlzeiten in kleinen Portionen über den Tag verteilt zu sich nehmen.

Kritiker beurteilen Zabels Unterteilung in verbotene und erlaubte Lebensmittel als nicht nachvollziehbar. Im weitesten Sinn entsprechen seine Ernährungsrichtlinien aber einer vollwertigen Ernährung. Ob die energiereduzierte Kost Gefahren für den Patienten birgt, muß im Einzelfall entschieden werden.

Bewegung

Genau wie eine richtige Ernährung können auch Bewegung und Sport beeinflussen, wie gut der Körper mit der Krebserkrankung fertig wird, und so die Heilungschancen verbessern. Bewegung hat vielerlei anregende Wirkungen auf den Organismus und nicht zuletzt positiven Einfluß auf die Psyche. Deswegen gehören Bewegung und Gymnastik in Nachsorgekliniken seit längerem zum Angebot. Inzwischen werden den Patienten sogar in manchen Akutkliniken sehr bald nach der Operation Bewegungsübungen vorgeschlagen – mit dem Ergebnis, daß sie sich schneller erholen und weniger unter Nebenwirkungen zu leiden haben.

Die Frage, ob Bewegungstraining zu einer höheren Lebenserwartung führen könne, beantwortete Prof. Roland Mertelsmann von der Freiburger Uniklinik so: »Das ist noch nicht erwiesen, doch es würde mich wundern, wenn es nicht der Fall wäre.«

In jedem Fall wirkt Bewegung anregend für Kreislauf und Abwehrkräfte. Herzleistung, Atem- und Lungenfunktion verbessern sich. Der Stoffwechsel wird aktiviert und die Muskulatur gekräftigt. Außerdem verhilft Sport zu seelischer Ausgeglichenheit und besserem Schlaf. Viele Freizeitsportler kennen das fast süchtigmachende Glücksgefühl, das durch eine vermehrte Ausschüttung des Hormons Endorphin ausgelöst wird.

Krebspatienten können also durch die körperliche Betätigung erreichen, daß sowohl Schmerzen als auch depressive Stimmungen und Selbstzweifel verschwinden oder weniger belasten. Und: Sport kann helfen, das Vertrauen in die Kraft des eigenen Körpers wiederzugewinnen und Selbstheilungskräfte zu mobilisieren.

Sportliche Spitzenleistungen sind dabei nicht entscheidend. Im Gegenteil: Seit Ende der 80er Jahre zeichnet sich in Untersuchungen sogar ab, daß nur moderater Sport die Immunabwehr steigert, während wiederholte, starke körperliche Aktivität sie unterdrückt. Es kommt darauf an, den Körper nicht zu überlasten, sondern ausdauernd und langsam fortschreitend zu trainieren. Auch für Kranke gibt es bei Sportvereinen und Selbsthilfegruppen geeignete oder sogar besondere Angebote. Auskünfte erteilen die Krebsberatungsstellen und örtliche Krankenkassen – bei der Gelegenheit läßt sich auch gleich die Kostenübernahme klären.

Jeder sollte sich aus den vielen Möglichkeiten, Sport zu treiben, das aussuchen, was ihm am meisten Spaß macht. Besonders geeignet sind die klassischen Ausdauersportarten wie Laufen, Radfahren, Schwimmen oder Skilanglauf. Gymnastik trainiert und entspannt; Tanzen oder Ballsportarten verschaffen Bewegung und gute Laune. Bestimmte Gymnastikübungen können auch therapeutische Zwecke erfüllen. Zum Beispiel gibt es für Brustkrebspatientinnen eine spezielle Gymnastik, die für bessere Beweglichkeit der Schultergelenke sorgt und Lymphstauungen vorbeugt.

Für den Anfang empfehlen Sporttherapeuten für Untrainierte, zwei- bis dreimal in der Woche Sport zu machen. Auf jeden Trainingstag sollte ein Ruhetag folgen. Das Bewegungsprogramm sollte 20 bis 40 Minuten dauern und so ausgerichtet sein, daß dem Patienten etwa 70 Prozent der maximalen Leistungsfähigkeit abgefordert werden.

Auf jeden Fall aber sollten Sie die Art des Trainings vorab mit Ihrem Arzt oder Therapeuten abstimmen. Bei manchen Krebsarten und Krankheitsstadien, zum Beispiel bei Knochen- oder Hirnmetastasen, ist Sport nur sehr eingeschränkt und unter ärztlicher Kontrolle möglich.

Psyche

Psychoneuroimmunologie – der Zusammenhang zwischen Körper und Seele

Der vergleichsweise neue Wissenschaftszweig der Psychoneuroimmunologie (PNI) hat in den letzten Jahren belegen können, wie eng Psyche, Nerven- und Immunsystem zusammenhängen und sich wechselseitig beeinflussen. Die Wissenschaftler haben herausgefunden, daß sowohl die Nervenzellen, in denen nervöse Erregungen zusammenlaufen, als auch die Abwehrzellen Signalstoffe absondern. Offensichtlich gehen Informationen vom Immunsystem zum Zentralnervensystem, das Nervensystem antwortet darauf und wirkt zurück auf das Immunsystem. Über Signalstoffe übermitteln sich Nerven- und Immunsystem gegenseitig Botschaften, spornen sich an oder bremsen sich. Untersuchungen bestätigen: Psychische Prozesse können für den Verlauf einer Krebserkrankung eine wichtige Rolle spielen. Ängste, Verzweiflung und Depressionen mindern die Leistung der Abwehrzellen – Lebensfreude, Lachen und positive Stimmungen dagegen fördern sie.

Psychoneuroimmunologen warnen gleichzeitig davor, allzu enge Verknüpfungen zwischen Psyche und Krebs herzustellen. Die lange angenommene These von der sogenannten »Krebspersönlichkeit« gilt beispielsweise inzwischen als widerlegt. Menschen mit bestimmten, sehr nach innen gekehrten Wesenszügen und einer eher depressiven Grundstimmung, so glaubte man, seien besonders krebsgefährdet. Also jemand, der all seine Ängste, Sorgen und seelischen Verletzungen für sich behält und sie nie im Gespräch herausläßt, der verschlossen ist, sich unterordnet und nur an das Wohl anderer denkt. Die meisten Untersuchungen, die zur These von der »Krebspersönlichkeit« geführt hatten, sind allerdings an bereits krebskranken Menschen durchgeführt worden und können deshalb auch die Ergebnisse verfälscht haben. Denn die Diagnose Krebs macht die allermeisten Menschen zuerst einmal depressiv und passiv.

Auch die Frage, ob schwere Schicksalsschläge oder für die Psyche einschneidende Erlebnisse wie Todesfälle in der Familie, Ehescheidungen oder berufliche Mißerfolge eine Krebserkrankung verursachen können, verneinen die meisten Krebsforscher. Möglich sei allerdings, daß das Abwehrsystem unter solchen psychischen Belastungen versagt und ein Tumor, dessen Wachstum zuvor vom Immunsystem in Schach gehalten wurde, dann zu wuchern anfängt.

Hier zeigt sich wieder der enge Zusammenhang zwischen seelischen und körperlichen Prozessen: Bei einem seelischen Tief wird das Immunsystem angreifbar, der Körper kann sich nicht mehr so gut gegen Krankheiten wehren. Tatsächlich scheint es so zu sein, daß länger andauernde Angstzustände, Trauer oder Depressionen nicht unbedingt Krankheiten auslösen müssen. Auf jeden Fall aber schaden sie dem Heilungsprozeß. Und umgekehrt: Je weniger ein Patient sich von seiner Krankheit nach unten ziehen läßt, desto mehr mobilisiert er seine eigenen Abwehrkräfte. Doch das ist alles andere als einfach. Denn gerade Krebspatienten sind durch ihre Krankheit seelisch extrem stark belastet. Sie haben Angst vor Schmerzen und langem Leiden, oft begleitet von Gedanken an den Tod. Sie scheuen sich vor den Behandlungen und Krankenhausaufenthalten und bangen um Erfolge und Heilungschancen. Fast jeder macht sich Sorgen, ob er weiterhin arbeiten und seine übernommenen Aufgaben und Pflichten erfüllen kann, oder ob er gar abhängig wird von der Hilfe anderer. Ob seine Freunde bleiben, ob er noch die Dinge machen kann, die ihm wichtig sind, oder ob er auf vieles verzichten muß. Solche Ängste steckt keiner so einfach weg. Und leider kann daraus eine Teufelsspirale entstehen. Ängste, Verzweiflung und Depressionen mindern das eigene Bemühen des Kranken, gegen seine Krankheit anzugehen, er wird müde, lethargisch und passiv. Sein Abwehrsystem verliert an Kraft. Die Beschwerden werden mehr oder verstärken sich, so daß der Patient seine Lage als noch hoffnungsloser ansieht und noch verzweifelter wird.

Doch es gibt Hilfen gegen die Angst. Manchmal brauchen die Patienten nur einen kleinen Anstoß, um mit sehr einfachen Hilfestellungen einen großen Schritt voranzukommen. Außerdem gibt es sehr gute professionelle Angebote, die helfen, Ängste und Depressionen zu überwinden.

Hilfen zur Stärkung der Psyche

Für viele bricht nach der Diagnose erst einmal eine Welt zusammen. Sie haben das Gefühl, ihr gewohntes Leben nicht mehr weiterführen zu können. Nichts von dem, was sie tun, erscheint ihnen angesichts der Krankheit sinnvoll. Wenn Sie sich in dieser Situation befinden und auch, wenn Sie ab und zu wieder in grüblerische, verzweifelte Phasen kommen, kann es sehr wichtig sein, irgend etwas zu unternehmen, selbst wenn Sie eigentlich lieber nur im Bett bleiben würden.

Wenn es der Krebs oder eine Behandlung ist, die Ihnen im Kopf herumgehen, dann informieren Sie sich darüber. Oft hat man beim Arzt nicht alles erfahren, was man wissen möchte, einmal zu wenig nachgefragt oder irgend etwas nicht genau verstanden. Daraus kann Angst und Unsicherheit entstehen, Sie fühlen sich den Prozessen in Ihrem Körper ausgeliefert. Je mehr Sie über Ihre Krankheit wissen, desto sicherer werden Sie sein. Besorgen Sie sich Bücher und nutzen Sie die Angebote der Beratungsstellen. Besonders hilfreich sind Selbsthilfegruppen. Manche Krebspatienten können mit ihrer Familie und ihren Freunden nicht mehr viel anfangen, weil die anderen noch nie in eine vergleichbare Situation gekommen sind und nicht richtig auf den Kranken eingehen können. In der Selbsthilfegruppe hat jeder erlebt, was Sie gerade durchmachen.

Geben Sie Ihren Beruf nur auf, wenn er Sie aufgrund der Krankheit überfordert. Es macht schon gesunden Menschen genug Schwierigkeiten, im Pensionsalter oder bei Arbeitslosigkeit den Absprung vom Arbeitsleben zu schaffen. Wenn Sie aufhören zu arbeiten, dann überlegen Sie sich vorher sehr gut, was Sie mit Ihrer Zeit anfangen wollen. Suchen Sie sich Betätigungen und Aufgaben, etwas, was Sie schon immer gerne machen wollten, und stärken Sie so Ihre Psyche.

Auch abgesehen von beruflicher Beschäftigung werden Sie Ablenkung brauchen. Verscheuchen Sie traurige Gedanken, indem Sie das machen, was Sie am liebsten tun. Hier hat unter Psychologen ein Umdenken stattgefunden. Noch vor einigen Jahren sollten sich Patienten mit der Krankheit intensiv auseinandersetzen und nach möglichen seelischen Mitauslösern für den Krebs fahnden. Heute hat man erkannt, daß dieses intensive Auseinandersetzen mit dem Tumorleiden nicht für alle Patienten geeignet ist. Für manche kann es sogar hilfreich sein, die Existenz der Krankheit zu verneinen (solange sie dabei medizinisch notwendige Behandlungen nicht versäumen!).

Psychoonkologie

Krebskranke, die es schaffen, Ängste und Passivität zu überwinden, nennen die Psychoonkologen »erfolgreiche Patienten«. Erfolgreich meint nicht unbedingt, daß diese Patienten von ihrer Krebserkrankung geheilt wurden, sondern, daß sie gelernt haben, hoffnungsvoll und so normal wie möglich mit der Krankheit zu leben und auf diese Weise ihre Heilungschancen zu verbessern. Wer das nicht ohne professionelle Hilfe schafft, steht bei weitem nicht alleine da. Psychoonkologen schätzen, daß etwa jeder dritte Krebskranke eine psychische Betreuung braucht, die über die normale Beratung beim Arztbesuch hinausgeht. Eine solche Betreuung ist meistens nicht für den ganzen Verlauf einer Krebserkrankung erforderlich, sinnvoll ist sie vor allem zum Zeitpunkt der Krebsdiagnose und während der Erstbehandlung. Nach neuesten Studien amerikanischer Krebsforscher leiden zwischen 40 und 50 Prozent aller Krebspatienten an Persönlichkeits- und Angststörungen, 10 Prozent an schweren Depressionen.

Die Psychoonkologie beschäftigt sich einerseits mit der Frage, wie die Diagnose Krebs Psyche und Lebensbedingungen der Patienten verändert, und versucht zum anderen zu erreichen, daß eine intensive psychosoziale, manchmal psychotherapeutische Betreuung die Lebensqualität der Kranken verbessert.

Eine Großstudie des Psychoonkologen Prof. Dr. Thomas Küchler im Auftrag des Bundesforschungsministeriums hat – nach einer Reihe internationaler Studien in den letzten Jahren – erneut bestätigt: Psychosozial betreute Patienten leben länger als die nur medizinisch behandelten und sprechen besser auf die einzelnen Behandlungen an. An der Studie hatten 300 Patienten mit Magenkrebs teilgenommen.

Besonders wichtig war für die Patienten, daß sie sich genau über die Behandlungen informieren konnten. Ein Drittel beanspruchte klassische Psychotherapie, insgesamt ließ sich die Hälfte der Patienten psychisch unterstützen.

Die psychoonkologischen Fachgesellschaften fordern deshalb, daß in Krebskliniken und Reha-Einrichtungen vor allem psychoonkologisch weitergebildetes Personal eingesetzt werden sollte. (Adressen von Krebskliniken mit psychoonkologischer Betreuung siehe S. 126ff.)

Methoden zur psychischen Krankheitsbewältigung

Eine psychoonkologische Betreuung arbeitet mit einer Reihe von Maßnahmen wie autogenem Training, Meditation, Gesprächstherapie oder künstlerischen Therapien. Diese Methoden der Krankheitsbewältigung stehen jedem Patienten zur Begleitung seiner medizinischen Behandlung offen und sind auch bei allen Krebsarten geeignet. Sehr viele Therapeuten, aber auch Volkshochschulen und Selbsthilfeeinrichtungen bieten Kurse und Übungen an. Die einzelnen Methoden sollten aber immer von speziell ausgebildeten, erfahrenen Ärzten oder Psychotherapeuten durchgeführt oder vermittelt werden.

Psychotherapeutische Behandlungen werden von den Krankenkassen meistens auf Antrag übernommen, wenn sie zur seelischen Bewältigung der Krankheit erforderlich sind.

Gesprächstherapie

Ziel der Gesprächstherapie ist es, dem Patienten dadurch zu helfen, daß er seine Gefühle und Ängste in Worte faßt und sich so mit seiner Krankheit auseinandersetzt. Der Kranke soll durch das Reden seine Seele erleichtern, Mut fassen und lernen, mit Ängsten und Krisen umzugehen. Das Gespräch kann einzeln oder in kleinen Gruppen stattfinden. Der Therapeut ist der Gesprächsleiter, er wird versuchen, den Patienten das Reden besonders leicht zu machen, Argumente zu liefern, die über den eigenen Blickwinkel hinausgehen, und abschließend das Gespräch klärend zusammenzufassen.

Visualisierung, Simonton-Methode
Visualisierung und Imagination sind seit jeher Methoden der Meditation. Carl Simonton entwickelte eine Visualisierungsmethode, die besonders für Krebspatienten geeignet ist. Die Patienten lernen, sich zu entspannen und sich Vorgänge – insbesondere Heilungsvorgänge – in ihrem Körper bildlich vorzustellen. Zum Beispiel versetzen sie sich in die Arbeit der Abwehrzellen hinein und »denken« sich dann die Abwehrzellen stark. Auf diese Weise lernen Krebskranke, mit ihrer Krankheit umzugehen, und können möglicherweise ihr Immunsystem anregen.

Autogenes Training
Autogenes Training ist ein Verfahren der konzentrativen Selbstentspannung. Der Patient erlernt beim Therapeuten bestimmte autosuggestive Übungen, mit denen er einen tiefen Zustand körperlich-seelischer Entspannung erreicht. Er lernt Muskelspannung, Puls, Atmung und Hautdurchblutung zu beeinflussen und kann so seinen Organismus auf Ruhe »umschalten«. Autogenes Training wird erfolgreich angewandt zur Dämpfung oder Aufhebung von Schmerzen, bei funktionellen Organstörungen, Verkrampfungen und inneren Spannungen, bei Streß, Nervosität und Schlafstörungen.

Künstlerische Therapien

Die meisten künstlerischen Therapien wie Malen, Musik, Tanz bzw. Eurythmie kommen aus der anthroposophischen Medizin Rudolf Steiners (siehe S. 41). Ihr Ziel ist es, den Patienten eine andere Form des Ausdrucks zu geben. Sie sollen sich beim Malen, Musizieren oder Tanzen mit den starken Gefühlen, die sie nach der Diagnose oder während der Krebserkrankung empfinden und vielleicht nicht aussprechen können, auseinandersetzen. Diese Auseinandersetzung schafft die Voraussetzung für eine psychische Krankheitsbewältigung. Bei der künstlerischen Therapie ist der Patient nicht nur abgelenkt, es entstehen Bilder, Musik, Choreographie, das heißt er erschafft etwas. Dabei erleben viele ihre eigene Phantasie oder Ausdrucksfähigkeit ganz neu. Die meisten künstlerischen Therapien werden in Gruppen durchgeführt – oft ergeben sich dabei auch hilfreiche Gespräche mit anderen Betroffenen.

Die häufigsten Krebsarten

Bauchspeicheldrüsenkrebs (Pankreaskarzinom)

Risikofaktoren

Der Krebs der Bauchspeicheldrüse kann durch Ernährungsgewohnheiten mitausgelöst werden: durch fettreiche Kost, viel Kaffee, starken Alkoholkonsum. Alkohol kann vor allem zu chronischen Entzündungen der Bauchspeicheldrüse führen, die als Mitauslöser des Pankreaskarzinoms bekannt sind. Ob starkes Rauchen wirklich einen Risikofaktor darstellt, ist nicht endgültig bewiesen.

Häufigkeit

In Mitteleuropa erkranken im Jahr fünf bis sechs von 100 000 Einwohnern an Krebs der Bauchspeicheldrüse. In den letzten 50 Jahren hat sich die Zahl der Erkrankten verdreifacht. Männer bekommen doppelt so häufig Bauchspeicheldrüsenkrebs wie Frauen. Bezogen auf alle Arten von Pankreaskarzinomen (es gibt unterschiedliche Formen), liegen die Fünf-Jahres-Heilungsraten bei fünf Prozent, beim sogenannten Papillenkarzinom zwischen 20 und 30 Prozent. Rund fünf bis acht Prozent der Todesfälle durch Krebs werden durch Bauchspeicheldrüsentumoren verursacht.

Warnzeichen

Frühe Hinweise auf einen Krebs der Bauchspeicheldrüse sind selten und deuten oft nicht zwingend auf ein Karzinom hin: zum Beispiel mehr oder weniger vage Schmerzen im mittleren Bauchbereich. Schreitet die Krankheit weiter fort, kommt es zu Gelbsucht, Gewichtsverlust und Rückenschmerzen.

Diagnose und Behandlungsmöglichkeiten
Veränderungen im Bereich der Bauchspeicheldrüse werden meist per Ultraschall oder durch eine Computertomographie des oberen Bauches ermittelt. Es können auch die Ausführungsgänge der Bauchspeicheldrüse mit dem Endoskop untersucht werden.

Bei früh entdecktem Krebs kann das erkrankte Gewebe operativ entfernt werden. Durch eine anschließende Strahlen- und Chemotherapie ist Heilung möglich. Oft wird das Pankreaskarzinom aber erst so spät entdeckt, daß eine Operation nicht mehr in Frage kommt. Wenn der Tumor den Gallengang oder den Darm blockiert, können die Ärzte eine Art Bypass um den Tumor herum legen, um Verdauungsvorgänge aufrecht zu erhalten.

Vorbeugung
Essen Sie nicht zuviel Fett. Trinken Sie mäßig oder gar keinen Alkohol, und begrenzen Sie den Konsum von stark geröstetem Kaffee. Sorgen Sie dafür, daß eine Entzündung der Bauchspeicheldrüse auch wirklich ausheilt, das heißt: nach Abklingen der Entzündung mindestens ein Jahr lang keinen Alkohol trinken.

Blasenkrebs

Risikofaktoren
Industriegifte wie Anilinfarben oder Benziclin können Mitauslöser der Krankheit sein, ebenso Nitrosamine oder Genußgifte aus Zigaretten und Kaffee. Chronische Blasenentzündungen, wie sie etwa Blasensteine verursachen, sind ebenfalls ein Risikofaktor. Vorsicht bei künstlichen Süßstoffen – es ist nicht endgültig bewiesen, ob sie Blasenkrebs auslösen können.

Häufigkeit
Im Jahr erkranken durchschnittlich 19 von 100 000 Menschen an Blasenkrebs. Männer sind mehr als doppelt so häufig betroffen wie Frauen. Die meisten Erkrankten sind über 60 Jahre alt, nur fünf Prozent der Patienten mit Blasenkrebs sind jünger als 45 Jahre. Wenn ein Tumor früh entdeckt wird, liegen die Fünf-Jahres-Heilungsraten zwischen 65 und 80 Prozent.

Warnzeichen
Probleme mit der Blase wie häufiger Harndrang. Treten nach dem Wasserlassen andauernd Schmerzen auf, kann das darauf hindeuten, daß der Krebs schon in einem fortgeschrittenen Stadium ist.

Behandlungsmöglichkeiten
Bei frühem Blasenkrebs kann eine besondere Operationsform angewendet werden: die transurethrale Resektion (TUR). Dabei wird ein Zystoskop (ein spezielles Endoskop zur Blasenspiegelung) in die Blase eingeführt. Am Zystoskop ist ein elektrisch betriebenes Operationsmesser befestigt,

mit dem der Tumor von der Blasenwand entfernt wird. Das Organ bleibt erhalten. Zusätzlich wird mit Zytostatika (Substanzen, die das Zellwachstum hemmen) behandelt.

Ist der Krebs weiter fortgeschritten, muß ein Teil der Blase entfernt werden, manchmal sogar das ganze Organ. In diesem Fall wird aus Gewebe, das die Ärzte dem Dünndarm entnehmen, ein sogenannter »Pouch« hergestellt (siehe »Magenkrebs«, Seite 115). Der Pouch übernimmt die Funktion der Blase.

Vorbeugung
Wenn möglich, sollten Sie den Umgang mit Giften wie Anilinfarben meiden. Rauchen Sie nicht, und trinken Sie möglichst keinen stark gerösteten Kaffee. Versuchen Sie, chronische Blasenentzündungen durch konsequente Behandlung auszuheilen.

Brustkrebs (Mammakarzinom)

Ursachen und Risikofaktoren
Die Ursache für Brustkrebs ist trotz intensivster Forschungsarbeit noch nicht bekannt. Es gibt aber eine Reihe von Hinweisen auf mögliche Auslöser. Zum einen die Vererbung: Die These, daß Frauen, in deren Familie Brustkrebs bei Mutter oder Schwester aufgetreten ist, ein wesentlich höheres Brustkrebsrisiko tragen, ist mittlerweile abgeschwächt worden. Bisher hatte der Verband Deutscher Gynäkologen angegeben, daß sich das Risiko bei familiärer Vorbelastung um das fünf- bis dreizehnfache erhöht.

Eine neue Studie mit 120 000 amerikanischen Krankenschwestern, die von 1986 bis 1996 durchgeführt wurde, ergab: Frauen, deren Mütter Brustkrebs hatten, waren 1,8mal so häufig betroffen wie Frauen ohne Brustkrebsfälle in der Familie. Selbst wenn Mutter und Schwester erkrankt waren, erhöhte sich das Risiko nur auf das 2,5fache.

Die geringere Gefahr durch Vererbung bestätigte 1996 auch die Entdeckung zweier Gene, die am Entstehen des erblich bedingten Brustkrebses beteiligt sind: BRCA 1 und BRCA 2. Es zeigte sich, daß diese Gene höchstens an der Entstehung von zehn Prozent der Krebsfälle mitschuldig sind. Fazit: Das Erkrankungsrisiko durch erbliche Veranlagung kann zwar gegeben sein, ist aber geringer, als bisher angenommen.

Ein anderer Risikofaktor für Brustkrebs sind Hormone, in erster Linie Östrogene, die vor allem zusammen mit chemischen Karzinogenen, Strahlenbelastung oder genetischen Faktoren Krebs auslösen.

In der fruchtbaren Phase produziert der Körper der Frau Östrogene, die er braucht, um in jedem Zyklus ein befruchtungsfähiges Ei zu entwickeln. Außerdem spielen Östrogene eine Rolle für Haut, Haare, Knochen, eine ausgeglichene Psyche und den Spaß am Sex.

Zuviel Östrogen jedoch ist gefährlich: Tritt beispielsweise bei einer Frau die erste Regel früh auf (im Alter von 12 Jahren und darunter) und setzen die Wechseljahre spät ein (im Alter von über 52 Jahren), kann diese lange Östrogen-Phase nach bisherigen Erkenntnissen Mitauslöser für Brustkrebs sein. Auch Frauen mit Übergewicht tragen ein höheres Risiko, weil ihr Körper mehr Östrogen produziert als der ihrer schlanken Geschlechtsgenossinnen.

Darüber hinaus verändert natürlich jede Hormontherapie wie eine Schwangerschaftsverhütung durch die Pille oder die Gabe von Hormonpräparaten während der Wechseljahre den körpereigenen Hormonhaushalt. Das heißt nicht, daß jedes eingenommene Hormonpräparat krebserregend sein muß. Es gibt auch Formen von Brustkrebs, die unabhängig von Hormonen entstehen. Trotzdem sollte bei jeder Hormontherapie das möglicherweise erhöhte Tumorrisiko gegenüber dem individuellen Risiko einer Patientin abgewogen werden.

Auf hormonelle Gegebenheiten stützen sich auch zwei andere Annahmen über Risikofaktoren. Studien haben ergeben, daß Frauen, die mit über 35 Jahren ihr erstes Kind bekommen, und Frauen, die nicht stillen, ein höheres Risiko haben. Bei Frauen, die keine Kinder haben, ist die Häufigkeit noch etwas größer als bei den späten Erstgebärenden.

Häufigkeit

In Deutschland erkranken nach Auskunft des Berufsverbandes der Frauenärzte jährlich rund 42 000 Frauen an Brustkrebs, für etwa 40 Prozent geht die Krankheit tödlich aus. Am stärksten betroffen sind Frauen ab 50 Jahren. Die Zahl der Erkrankungen bei Frauen im Alter zwischen 25 und 45 Jahren hat aber in bedenklicher Form zugenommen, nämlich in den letzten 20 Jahren um rund 30 Prozent, sagen Experten.

Warnzeichen

Im ganz frühen Stadium macht sich der Brustkrebs nicht bemerkbar. Später können Verhärtungen oder Knoten, Beulen oder Dellen im Brustgewebe auf eine Erkrankung hinweisen. Außerdem können eingezogene Brustwarzen oder unterschiedliche Beweglichkeit der Brustwarzen Warnzeichen sein, ebenso Veränderungen, Rötungen oder Entzündungen der Haut, die nicht abheilen.

Behandlungsmöglichkeiten und Heilungschancen
Wenn bei einer Mammographie Veränderungen der Brust festgestellt wurden, wird zunächst durch eine Biopsie ermittelt, ob die Veränderungen gut- oder bösartig sind. Die Behandlung des Mammakarzinoms erfolgt in allen Stadien durch Operation, in der Regel ergänzt durch Strahlen-, Hormon- und Chemotherapie. Dabei wird immer die kleinstmögliche Operation durchgeführt, d. h. vollständige Entfernung des Tumor möglichst unter Brusterhaltung. Bei etwa 20 Prozent der Frauen ist eine Quadrantektomie (ein früher Eingriff, bei dem höchstens ein Viertel der Brust entfernt wird), möglich. Diese Zahl nannte Professor Dr. Werner Lichtenegger von der Berliner Charité 1996 auf einem internationalen Onkologen-Kongreß.

Auch, wenn mehr Brustgewebe entfernt werden mußte, können heute beim Wiederaufbau der Brust gute Ergebnisse erzielt werden. Dafür lassen sich Haut und Gewebe aus dem Bauchbereich der Patientin gewinnen und für die neue Brust verwenden.

An die Operation schließen sich – abgestimmt auf den einzelnen Krankheitsfall – Strahlen-, Chemo- und Hormontherapie an, um Rezidive zu verhindern oder zumindest zu verzögern.

Hormontherapien haben bessere Erfolge, wenn der jeweilige Tumor positiven Rezeptorstatus hat, d. h. sein Wachstum überhaupt durch Hormone stimuliert wird. Wenn auf dem Primärtumor Östrogenrezeptoren nachgewiesen werden (bei etwa 60 Prozent aller Patientinnen), ergibt sich daraus die Möglichkeit einer gezielten Anti-Hormon-Therapie, beispielsweise durch den Rezeptorblocker Tamoxifen. Für die Patientin kann durch die Antiöstrogene eine längere rezidivfreie Überlebenszeit erreicht werden. Auch wenn der Rezeptorstatus negativ ist, können Hormontherapien ansprechen, die Erfolge sind dann aber sehr viel geringer.

Die Überlebensraten (bei Brustkrebs werden zehn Jahre zugrunde gelegt statt der sonst üblichen fünf) stehen in engem Zusammenhang mit der Größe des Tumors.

Ist der Tumor 0,3 Zentimeter groß (Pfefferkorngröße), liegen sie bei 96 Prozent. Bei einem Tumordurchmesser bis zu einem Zentimeter betragen sie 95 Prozent, bei bis zu zwei Zentimeter 85 bis 90 Prozent. Ist der Tumor bis zu drei Zentimeter groß (Haselnußgröße), liegen die Überlebensraten bei 75 bis 80 Prozent. In späteren Stadien sinkt die Überlebensrate immer weiter ab.

Wenn ein Tumor im Brustbereich wieder auftritt (Lokalrezidiv), wird erneut operiert, anschließend bestrahlt und mit Zytostatika und Anti-Hormonen behandelt. Metastasen können sich in den Knochen (hauptsächlich in Wirbelsäule, Becken, Oberschenkel und Schädel) sowie in Lunge, Leber, Haut, in den Eierstöcken und im Gehirn (Nennung in der Reihenfolge der Häufigkeit) entwickeln. Soweit möglich, werden sie genauso operiert und behandelt wie der Primärtumor, oft mit stärkeren Mitteln.

Vorbeugung

Die beste Vorbeugung ist die Früherkennung. Patientinnen mit früh erkanntem Krebs haben eine gute Chance, die Krankheit zu besiegen. Deshalb sollten Frauen einmal im Monat ihre Brust selbst untersuchen. Frauen, die noch regelmäßig ihre Periode haben, kontrollieren am besten kurz nach der Regel, weil dann die Haut weicher ist. Frauen in den Wechseljahren und in höherem Alter suchen sich für die Überprüfung möglichst einen festen Termin aus (zum Beispiel zu Beginn des Monats).

Sie sollten nach den bei den Warnzeichen angegebenen

Veränderungen suchen. Stellen Sie sich vor den Spiegel, die Hände auf die Hüften gestützt. Sehen Sie genau hin: Haben sich im Vergleich zum lezten Monat Veränderungen an der Brust ergeben? Setzen Sie die Suche fort, indem Sie die Arme heben, hinter dem Kopf verschränken und den Oberkörper jeweils nach links und nach rechts drehen. Die Brustwarzen werden gleichfalls untersucht – mit kreisenden Bewegungen und nicht zu starkem Druck.

Nun legen Sie sich auf den Rücken. Am besten, Sie cremen die Brüste vorher ein (das macht sie geschmeidiger und erleichtert das Abtasten). Linken Arm anwinkeln, in den Nacken legen. Linke Brust abtasten, unter Umständen mehrere Male, mit unterschiedlicher Druckstärke. Auch die Achselhöhle wird untersucht: Hierzu sollten Sie den linken Arm in Ellenbogenhöhe anwinkeln und dann die Achselhöhle austasten. Anschließend auf genau diese Art die rechte Brust kontrollieren.

Zusätzlich können Sie zwischendurch immer eine schnelle Selbstkontrolle machen, zum Beispiel beim Duschen: Waschen Sie Brüste und Achselhöhlen mit vorsichtigen, kreisenden Bewegungen und achten Sie dabei auf Knoten und Verhärtungen. Prüfen Sie auch die Brustdrüse mit sanftem Fingerdruck.

Außerdem sollte jede Frau die Brüste einmal im Jahr vom Gynäkologen untersuchen lassen. Diese Kontrolle ist für Frauen ab dem 30. Lebensjahr Bestandteil der Krebsvorsorge-Untersuchung.

Frauen mit geringerem Brustkrebsrisiko sollten mit vierzig Jahren eine Basis-Mammographie machen und sich dann alle zwei Jahre wieder untersuchen lassen. (Die Strahlenbelastung bei diesem Röntgenverfahren ist nicht so hoch, daß häufige Untersuchungen schädlich wären.)

Bei Frauen ab fünfzig empfiehlt sich jährlich eine Mammographie, weil ab diesem Alter das Brustkrebsrisiko ansteigt.

Mit Hilfe der Mammographie lassen sich schon Tumoren ab ungefähr 0,35 Zentimeter Größe aufspüren. Die Heilungschancen sind dann sehr hoch. Aber: Es muß nicht immer ein Krebs dahinterstecken, wenn die Mammographie Veränderungen der Brust zeigt. 80 Prozent der Knoten, die bei einer Mammographie gefunden werden (sogenannte Bindegewebsknoten), sind gutartig.

Neben regelmäßigen Vorsorgeuntersuchungen rät die amerikanische Ärztin und Brustkrebsspezialistin Dr. Susan Love, dreimal pro Woche Sport zu treiben. Denn Bewegung baut Pfunde ab und senkt so das Brustkrebsrisiko. Als Ernährungsrichtlinie empfiehlt sie: möglichst ungesättigte und hochungesättigte Fettsäuren verwenden, zum Beispiel Olivenöl (siehe Ernährung, Seite 60). Ihre Kost sollte sich an der mediterranen Küche orientieren, denn Epidemiologen haben ermittelt, daß Frauen in den Mittelmeerländern seltener an Brustkrebs erkranken als Nordeuropäerinnen.

Mütter sollten ihr Baby möglichst stillen, weil Stillen vorbeugende Wirkung haben kann.

Weil gezeigt wurde, daß Hormonbehandlungen das Risiko für einen Zweittumor in der anderen Brust deutlich reduzieren, wird momentan in Studien getestet, ob bei Frauen mit hohem Risiko eine vorbeugende Hormontherapie sinnvoll sein kann.

Darmkrebs

Risikofaktoren

Ein Hauptauslöser für Darmkrebs ist falsche Ernährung: Wenn zuwenig Ballaststoffe in der Nahrung sind, kann der Darm nicht optimal arbeiten. Es bleiben dann Schlacken zurück, die zu Fäulnis führen können. Wer viel Fett, Wurst, Fleisch, Geräuchertes oder Süßigkeiten ißt, ist besonders gefährdet. Alkohol und Nikotin sind ebenfalls Mitauslöser.

Ein weiteres Risiko stellen Darmpolypen (Vorwölbungen der Schleimhaut) dar. Nach Schätzungen von Experten gäbe es ein Drittel weniger Todesfälle durch Dickdarmkrebs, wenn Vorstadien der Erkrankung (wie Polypen es sein können) frühzeitig erkannt und behandelt würden.

Auch Darmentzündungen erhöhen das Risiko, Dickdarmkrebs zu bekommen. Patienten, die jahrelang an entzündlichen Darmerkrankungen wie Colitis ulcerosa oder Morbus Crohn leiden, tragen ein 20fach erhöhtes Risiko.

Rund zwölf Prozent aller Darmkrebsfälle sind erblich bedingt.

Häufigkeit

In Deutschland bekommen pro Jahr rund 50 000 Menschen Dickdarmkrebs. Die meisten Erkrankten sind zwischen 50 und 70 Jahre alt. Wenn der Krebs früh diagnostiziert wird, liegen die Heilungsraten bei 80 bis 90 Prozent.

Warnzeichen

Veränderungen des Stuhlgangs, zum Beispiel Blut- und Schleimbeimengungen oder Durchfälle, die mit Verstopfung abwechseln. Wenn die Krankheit schon weiter fortgeschritten ist, treten Blutarmut und Gewichtsverlust auf.

Behandlungsmöglichkeiten

Bei Verdacht auf Veränderungen im Darmbereich wird zunächst ein Hämoccult-Test gemacht. Mit Hilfe eines Teststreifens werden dabei Stuhlproben auf okkultes (mit bloßem Auge nicht sichtbares) Blut untersucht. Diese minimalen Blutungen können ein Hinweis auf Darmkrebs sein. Manche Ärzte machen statt dem Hämoccult-Test sofort eine Darmspiegelung.

Tumoren, die in frühen Krankheitsstadien entdeckt werden, lassen sich meistens chirurgisch entfernen. Was früher ein besonders belastendes Problem für Darmkrebspatienten war, bleibt heute den allermeisten (90 Prozent) erspart: der künstliche Darmausgang. Bei tiefsitzendem Mastdarmkrebs mußte fast immer der ganze Schließmuskel entfernt werden. Heute geht es durch moderne Chirurgie auch anders. Auch falls es bei Darmkrebs zu einem Rückfall (Lokalrezidiv) kommt, ist die Chance groß, den Patienten durch eine nochmalige Operation zu heilen. Deshalb ist es für Patienten mit Darmkrebs ganz wichtig, alle Nachsorgetermine wahrzunehmen.

Bei Rückfällen, bei denen nicht operiert wird, wendet man häufig das Zytostatikum Fluorouracil an.

Vorbeugung

Essen Sie ballaststoffreich (siehe Vollwerternährung, Seite 58). Besonders wichtig ist, täglich Vollkornprodukte und Rohkost auf den Speisezettel zu setzen. Vor allem Kohl liefert viele Faserstoffe, die dafür sorgen, daß der Darm gut zu tun hat, und beugen deshalb Darmträgheit vor.

Sorgen Sie für eine gute Verdauung. Bewegung und viel

Flüssigkeit sind – neben den richtigen Speisen – wichtig für geregelten Stuhlgang. Wenn es nicht automatisch klappt, helfen Sie mit natürlichen Tricks nach, mit Kleie oder Dörrobst.

Nehmen Sie die Vorsorgeuntersuchung für Darmkrebs wahr (ab 45 Jahren), und lassen Sie regelmäßig den Hämoccult-Test durchführen.

Krebsexperten empfehlen: Ab 55 in Abständen von drei bis fünf Jahren eine Darmspiegelung machen lassen. Mit dieser Diagnosemethode lassen sich auch Polypen aufspüren, die in jedem Fall entfernt werden sollten.

Sind Eltern oder Geschwister an Darmkrebs erkrankt, sollte man rechtzeitig, d. h. fünf Jahre vor dem Erreichen des Alters, in dem das jüngste Familienmitglied erkrankt ist, eine Darmspiegelung machen lassen. (Ist der Vater mit 50 erkrankt, sollte die Darmspiegelung im Alter von 45 Jahren erfolgen.) Die Untersuchung wird dann in regelmäßigen Abständen wiederholt.

Krebs der Eierstöcke (Ovarialkarzinom)

Risikofaktoren

Eierstockkrebs trifft besonders häufig Frauen mit Übergewicht, die sich fettreich ernähren. Der Zusammenhang zwischen den zyklusstimulierenden Hormonen LH und FSH und der Tumorentstehung ist in epidemiologischen Studien belegt, eine direkte Hormonabhängigkeit (vgl. Brustkrebs, S. 84) liegt aber nicht vor.

Eierstockkrebs tritt oft als »Zweitkrebs« auf, zum Beispiel

bei Frauen, die schon unter Brustkrebs oder Gebärmutterschleimhautkrebs leiden.

Häufigkeit

In Deutschland bekommen im Jahr rund 8000 Frauen Eierstockkrebs. Das Durchschnittsalter liegt bei 55 Jahren, es erkranken aber auch immer mehr Frauen um die 40.

Frauen aus hochindustrialisierten Ländern sind häufiger betroffen als Frauen aus Entwicklungsländern. Gründe dafür lassen sich nicht mit Gewißheit sagen.

Warnzeichen

Im frühen Erkrankungsstadium gibt es keine Hinweise auf einen Tumor, die Symptome zeigen sich erst spät. Früherkennung ist deshalb kaum möglich. Später schwillt der Unterleib durch sich ansammelndes Bauchwasser an. Gleichzeitig verlieren die Erkrankten an Gewicht. Außerdem können sie an Unterleibsschmerzen leiden (häufig nur auf einer Körperseite!). Es kommt zu Völlegefühl und Aufstoßen, weil der Tumor die Verdauungsorgane in ihrer Funktion beeinträchtigt.

Wenn der Gynäkologe Vergrößerungen an den Eierstöcken ertastet, handelt es sich meist nicht mehr um Frühformen. Sollte der Tumor mit Ultraschall erkennbar werden, ist er in der Regel bereits so groß, daß die Gefahr der Metastasenbildung besteht.

Behandlungsmöglichkeiten

Mit Hilfe einer Laparoskopie, einer Bauchspiegelung, wird ermittelt, ob die entdeckten Gewebeveränderungen bösartig sind. Ist das der Fall, werden im frühen Stadium I die Eierstöcke, die Eileiter und die Gebärmutter entfernt.

Bei sehr jungen Frauen, die noch unbedingt ein Kind haben möchten, können unter Umständen der nicht erkrankte Eierstock und die Gebärmutter erhalten werden. Von so einer Behandlung wird aber meist abgeraten, weil sich das Ovarialkarzinom sehr früh in anderen Organen ansiedelt.

Die Gefahr ist groß, daß sich im angeblich gesunden Eierstock bereits Mikrometastasen gebildet haben, die sich trotz moderner Diagnosemethoden noch nicht nachweisen lassen. Deshalb ist es sicherer, in jedem Fall beide Eierstöcke und die Gebärmutter zu entfernen.

Wird ein Eierstockkrebs als Zufallsbefund in einem ganz frühen Stadium (nämlich im Stadium Ia) während einer anderen Untersuchung aufgespürt, reicht eine Operation als Behandlungmethode aus. Bei Karzinomen der Gruppe Ib und Ic werden zusätzlich Chemotherapie oder Bestrahlung durchgeführt. So sollen jetzt noch nicht zu diagnostizierende Mikrometastasen abgetötet werden. Auch Erkrankungen in Stadium II sind operabel. Hier werden immer zusätzliche Chemotherapien und Bestrahlungen durchgeführt.

In den Erkrankungsstadien III und IV kann manchmal nur noch ein Teil des Tumors bei der Operation entfernt werden: Der Krebs hat sich schon zu weit auf benachbarte Organe ausgedehnt. Die Tumorreste werden mit Chemotherapie und Bestrahlung bekämpft.

Ob eine Patientin geheilt wird, hängt zum großen Teil von der Art des Krebses ab. Bei sogenannten Keimzelltumoren ist in einem ganz frühen Stadium oft Heilung möglich. Mit der heute eingesetzten kombinierten Chemotherapie können sogar noch einige Patientinnen mit fortgeschrittenen Tumoren dieser Art geheilt werden.

Sogenannte epitheliale (von der Schleimhaut ausgehende) Tumoren haben im Stadium Ia eine Heilungsrate von 65 Prozent. Für das Stadium IIa liegen sie bei 60 Prozent.

Der Eierstockskrebs ist gefährlicher als die anderen Formen von Unterleibskrebs, weil er relativ früh Tochtergeschwülste in anderen Organen bildet. Während Ärzte den ursprünglichen Tumor heute ganz gut behandeln können, läßt sich die Ausbreitung der Metastasen auch mit modernen Methoden nur eine Zeitlang aufhalten, aber nicht endgültig stoppen.

Um die Metastasenbildung zu hemmen, behandeln die Ärzte seit kurzem (Zulassung 1996) mit synthetischen Nachbildungen der Wirkstoffe aus der pazifischen Eibe. Diese Taxole können – wenn die anderen Medikamente versagen – die Überlebenszeit der Patientinnen verlängern.

Vorbeugung
Vermeiden Sie Übergewicht und ernähren Sie sich fettarm.

Gebärmutterhalskrebs (Zervixkarzinom)

Risikofaktoren
Die Weltgesundheitsorganisation WHO hat im Herbst 1996 bestimmte Viren, die Papilloma-Viren, als Mitauslöser für den Gebärmutterhalskrebs bestätigt. Damit gilt, was von vielen Krebsforschern bisher nicht endgültig anerkannt worden war: Viren können Krebs verursachen!

Der Virologe Prof. Dr. Harald zur Hausen vom Deutschen Krebsforschungsinstitut in Heidelberg und sein Team forschen schon seit Jahren über die krebsauslösende Wirkung von Warzen-Viren. Seine Erkenntnisse wurden lange Zeit nicht akzeptiert, doch jetzt setzt ein Umdenken ein: In Forschungslabors in Europa und Amerika wird im Tierversuch an einem Impfstoff gearbeitet, der vor Krebs-Viren schützen soll. In ungefähr fünf Jahren könnte er zur Verfügung stehen, schätzt Professor zur Hausen.

Warzen werden durch zahllose Arten von Viren verursacht. Die meisten Warzentypen sind harmlos, und es dauerte lange, bis die gefährlichen ausfindig gemacht waren: Es sind die sogenannten Feigwarzen, ausgelöst durch Papilloma-Viren vom Typ 16 und 18. Die Gene dieser Viren schädigen die Zellen am Gebärmutterhals, die Zellen wachsen unkontrolliert und es entsteht Krebs. Dieser Prozeß geschieht im Laufe vieler Jahre, manchmal dauert er sogar Jahrzehnte.

Übertragen werden Papilloma-Viren zum Beispiel durch Geschlechtsverkehr. Je mehr Sexualpartner eine Frau hat, desto größer ist die Gefahr, daß einer Papilloma-Viren an sie weitergibt. Entscheidend ist immer auch die Intimhygiene des Partners. Verdicktes Sekret an den Eichel- und Vorhaut-Drüsen kann gefährlich werden. Auch ein Partner, der Sex außerhalb der festen Beziehung hat, vergrößert das Risiko: Er holt sich Papilloma-Viren und steckt seine Partnerin an. Aber: Längst nicht jede Frau, die sich ansteckt, bekommt tatsächlich Gebärmutterhalskrebs. Nur bei sechs bis acht Prozent gerät das Zellwachstum außer Kontrolle.

Dennoch zeigt ein zahlenmäßiger Vergleich der Krankheitsfälle: Frauen, die viele Sexualpartner haben, bekommen häufiger Gebärmutterhalskrebs.

Außerdem: Frauen, die schon sehr jung Geschlechtsverkehr haben, sind stärker gefährdet, ebenso Raucherinnen.

Häufigkeit

In Deutschland bekommen pro Jahr rund 8000 Frauen Gebärmutterhalskrebs. Bei noch einmal rund 8000 Frauen werden Vorstufen der Krankheit gefunden – die Möglichkeiten zur Früherkennung sind sehr gut. Die Krankheit tritt häufig in niedrigen sozialen Milieus auf. In den Entwicklungsländern sind viele Frauen betroffen. Weltweit ist Gebärmutterhalskrebs bei Frauen die zweithäufigste Krebskrankheit überhaupt.

58 Prozent der Patientinnen sind jünger als 60 Jahre. Der Krebs tritt relativ häufig bei Frauen in den Wechseljahren auf. Wenn ganz junge Frauen Gebärmutterhalskrebs bekommen, ist der Krebs häufig aggressiver als bei älteren Patientinnen.

Warnzeichen
Blutungen außerhalb der Periode oder Blutungen nach dem Geschlechtsverkehr. Sie treten meist erst dann auf, wenn der Tumor schon das Stadium I erreicht hat. Ein weiter fortgeschrittener Krebs macht sich durch ischias-ähnliche Schmerzen bemerkbar. Den Erkrankten fällt es schwer, im Liegen die Beine zu strecken, weil Lymphödeme den Lymphfluß stören und Schwellungen verursachen. Später kommt es zu Gewichtsabnahme und Blutarmut.

Behandlungsmöglichkeiten
Zur regelmäßigen Krebsvorsorge gehört der PAP-Test, ein Zellabstrich, bei dem sich sehr einfach feststellen läßt, ob sich Zellen verändert haben. Wenn das der Fall ist, wird in weiteren Untersuchungen geprüft, ob wirklich Krebs dahintersteckt, zum Beispiel mit Hilfe der Konisation. Die betroffene Stelle wird konusförmig (kegelförmig) herausgeschnitten und im Labor untersucht. Erhärtet sich dadurch der Verdacht auf Krebs, wird je nach Schweregrad der Erkrankung behandelt.

Wenn die verdächtigen Zellen auf die Oberfläche begrenzt, also noch nicht ins Gewebe eingedrungen sind, sprechen die Ärzte von einem »Carcinoma in situ«. Der Tumor kann in den meisten Fällen durch eine kleine Operation beseitigt werden. Danach wird durch regelmäßige Untersuchungen geprüft, ob sich erneut Zellen verändern. Gegebenenfalls wird sofort wieder behandelt. Die oben beschriebenen Therapien beeinträchtigen die Funktion der Geschlechtsorgane nicht, die Frau bleibt fruchtbar.

Bei fortgeschrittenem Gebärmutterhalskrebs im Stadium I wird die Gebärmutter mitsamt dem Band- und Aufhängeapparat entfernt, der sie mit den übrigen Organen im Beckenbereich verbindet. Bei jüngeren Frauen werden die Eierstöcke erhalten, weil sie das wichtige Hormon Östrogen produzieren.

Bei älteren Frauen werden die Eierstöcke zur Sicherheit mit entfernt, obwohl der Gebärmutterhalskrebs sehr selten Tochtergeschwülste in den Eierstöcken ansiedelt.

Wenn keine Absiedlungen von Tumorzellen in den Lymphknoten entdeckt werden, gelten Frauen nach einer Operation als geheilt – es muß keine weitere Behandlung erfolgen.

Finden sich aber Absiedlungen, wird nach der Operation eine Bestrahlung durchgeführt. Damit sollen jetzt die Tumorzellen abgetötet werden, die sich möglicherweise schon an den Lymphknoten »vorbeigeschmuggelt« haben und dann in die Blutbahn gelangen können.

Wird der Tumor in einem späten Stadium II entdeckt, kann manchmal nicht mehr operiert werden. Dann wird ausschließlich durch Bestrahlung behandelt. Auch in den Stadien III und IV wird fast immer bestrahlt, weil sich die Krankheit zu weit auf benachbarte Organe ausgedehnt hat. In manchen Fällen werden begleitend Medikamente verabreicht, zum Beispiel Vinca-Alkaloide, Bleomycin, Cis-Platin und andere Substanzen (jeweils in unterschiedlichen Kombinationen). Diese Medikamente können das Wachsen des

Tumors eindämmen, meistens aber nicht endgültig verhindern.
Mittlerweile werden weitere Möglichkeiten getestet, zum Beispiel neue Zytostatika wie die Taxole oder kombinierte Behandlungen mit hochdosiertem Vitamin A, Strahlen und Interferonen.

Vorbeugung
Lassen Sie regelmäßig beim Gynäkologen einen Zellabstrich vom Gebärmutterhals machen. Mit dieser von dem New Yorker Pathologen George Nicholas Papanicolaou entwickelten Methode (PAP-Test) wird ermittelt, ob Zellen normal sind oder krankhafte bzw. schon bösartige Veränderungen vorliegen. Der PAP-Test hilft, Gebärmutterhalskrebs sehr früh zu erkennen, er kann Leben retten.

Sechs bis zwölf Monate nach ihrem ersten Geschlechtsverkehr sollten Frauen einen Abstrich machen lassen, den sie dann in Abständen von drei Jahren wiederholen. Ab 50 Jahren empfiehlt sich eine jährliche Kontrolle. Weil rund 20 Prozent der Tests falsche Befunde liefern, ist es sinnvoll, häufiger testen zu lassen.

Vorbeugen läßt sich einem Gebärmutterhalskrebs auch durch safer Sex. Kondome beim Geschlechtsverkehr können die Übertragung von Papilloma-Viren verhindern.

Außerdem wichtig: Auf die Sexualhygiene des Partners achten. Nicht rauchen.

Krebs der Gebärmutterschleimhaut (Endometriumkarzinom)

Risikofaktoren

Krebs der Gebärmutterschleimhaut kann durch Übergewicht und Zivilisationskrankheiten wie Zucker und Bluthochdruck ausgelöst werden. Wie bei Brustkrebs (siehe S. 84ff.) gelten Hormone, speziell langandauernder Östrogeneinfluß (durch Einnahme der Anti-Baby-Pille oder Hormonbehandlungen während der Wechseljahre), als Mitauslöser.

Häufigkeit

In Deutschland erkranken im Jahr rund 9400 Frauen. Der Krebs der Gebärmutterschleimhaut tritt meist erst nach den Wechseljahren auf.

Warnzeichen

Dieser Krebs zeigt im frühen Stadium keine Symptome. Eine Früherkennung ist nicht möglich. Später können Blutungen, die nach den Wechseljahren auftreten, oder verstärkter Ausfluß Hinweise sein.

Behandlungsmöglichkeiten und Heilungschancen

Ob hinter anomalen Blutungen wirklich Krebs steckt, wird meist durch eine Ausschabung der Gebärmutterschleimhaut geklärt. Erhärtet sich der Verdacht auf Krebs, wird die Gebärmutter mit den Eierstöcken und den Eileitern operativ entfernt. Eine Bestrahlung des Beckens gehört zur regelmäßigen Nachbehandlung. In fortgeschrittenen Stadien wird zusätzlich mit Hormonen behandelt. Ziel dabei ist, den Östrogeneinfluß zu vermeiden und den Gestageneffekt zu verstärken. Wenn auf den Tumorzellen Hormonrezeptoren nachgewiesen werden, lassen sich mit Antiöstrogenen bei 30 Prozent der Fälle Remissionen erreichen. Sogar zehn Prozent der Patientinnen mit negativem Rezeptorstatus sprechen auf eine Therapie an, weshalb eine Gestagentherapie in jedem Fall versucht werden kann. Bleibt die Hormontherapie ohne Erfolge, kann eine Chemotherapie durchgeführt werden.

Nach der Operation kommen jüngere Frauen automatisch in die Wechseljahre, weil ohne Eierstöcke keine weiblichen Geschlechtshormone mehr produziert werden. Dann müssen Medikamente die fehlenden Hormone ersetzen.

Wird das Karzinom während einer anderen Untersuchung als Zufallsbefund in einem frühen Stadium erkannt, sind die Heilungschancen sehr groß. Sie liegen dann bei über 90 Prozent. Bezogen auf alle Fälle von Krebs der Gebärmutterschleimhaut (also späte Stadien einbezogen) liegen die Heilungsraten bei über 60 Prozent.

Vorbeugung

Zum Teil läßt sich durch eine gesunde, vollwertige Ernährung (siehe S. 57) und viel Bewegung verhindern, daß Bluthochdruck oder Zucker auftreten. Beide Zivilisationskrankheiten sind Risikofaktoren für den Krebs der Gebärmutterschleimhaut. Außerdem kann Übergewicht ein Mitverursacher des Krebses sein: In den vielen Fettzellen sammelt sich dann zuviel Östrogen an, das wiederum krebserregend wirken kann.

Eben wegen dieser karzinogenen Wirkung der Östrogene sollten Frauen, die während der Wechseljahre eine Hormonbehandlung machen, auch darauf achten, daß die Therapie mit Gestagen kombiniert ist. Die zusätzliche Einnahme von Gestagen (synthetisch hergestelltem Progesteron) kann die krebserregende Wirkung des Östrogens aufheben.

Hautkrebs

Ursachen und Risikofaktoren

Man unterscheidet drei Arten von Hautkrebs: Das maligne Melanom (den gefährlichen sogenannten »Schwarzen Krebs«) sowie die harmloseren Arten Basaliom und Spinaliom. Daß maligne Melanome durch Sonnenbestrahlung entstehen, ist wissenschaftlich nicht voll gesichert, aber äußerst wahrscheinlich. Für die beiden anderen Krebsarten gelten UV-Strahlen mit Sicherheit als Mitauslöser.

Welche Gefahr Sonnenstrahlen für die Haut bedeuten können, verdeutlichen die folgenen Zahlen: Im nicht gerade sonnenverwöhnten Skandinavien bekommen 4,5 von 100 000 Einwohnern Hautkrebs, in Australien 33 von 100 000 Einwohnern, also knapp achtmal so viele.

Wissenschaftler an der Universität Yale fanden bei Untersuchungen von allgemeinen Hautproblemen bei vielen Patienten genetische Veränderungen der Hautzellen vor – eine Art Vorstufe des Krebs. Sehr oft war das Krebsabwehr-Gen p 53 mutiert und hatte durch diese Mutation seine ursprüngliche Fähigkeit, Krebs zu bekämpfen, verloren. Und: Nicht nur einzelne Zellen enthielten das veränderte p 53-Gen, sondern ganze Flächen. An Körperstellen, die normalerweise mit Kleidung bedeckt sind, wies die Haut drei solcher veränderten Flächen je Quadratzentimeter auf. Bei Hautstellen, die dem ultravioletten Licht dagegen häufig oder ständig ausgesetzt waren, wurden durchschnittlich 33 je Quadratzentimeter gefunden.

Die Wissenschaftler vermuten deshalb, daß Sonnenlicht bereits die Stammzellen schädigt und der genetische Defekt anschließend bei der Vermehrung der Zellen verbreitet wird.

Nach Auffassung der US-Forscher bedeutet das, daß häufige Sonnenbestrahlung oder Sonnenbrände im Kindesalter die genetische Voraussetzung für die spätere Entstehung von Hautkrebs schaffen können.

Besonders stark melanom-gefährdet sind Menschen mit blasser, weißer Haut, Rothaarige mit Sommersprossen und Hellblonde. Ein weiterer Risikofaktor sind Muttermale: Hat jemand bereits in der Jugend mehr als fünfzig Muttermale, ist die Gefahr einer Erkrankung um das 15fache erhöht.

Für die »harmloseren« Hautkrebsarten Basaliom und Spinaliom gilt als gesichert, daß sie von Sonnenlicht mitverursacht werden. Außerdem können der Kontakt mit krebsauslösenden Substanzen wie Arsen oder Teer Auslöser sein, ebenso wie bestimmte Medikamente in Verbindung mit künstlicher UV-Bestrahlung (etwa die Psoralen- oder Methoxypsoralen-Photochemotherapie zur Behandlung einer Schuppenflechte). Wer an chronischen Hautentzündungen leidet oder viele Muttermale hat, trägt ein höheres Risiko.

Häufigkeit

Die Zahl der Hautkrebskranken steigt ständig. Die Zahl der Melanom-Kranken verdoppelte sich bisher alle fünfzehn Jahre. In Deutschland erkranken jährlich rund 100 000 Menschen an Hautkrebs, etwa 2600 mit tödlichem Ausgang.

Frauen sind nicht nur häufiger vom gefährlichen Melanom betroffen als Männer, sie erkranken auch jünger. Dr. Michaela Bröhl-Cieslik von der Klinik für Dermatologie und Venerologie der Universität Köln verglich die Entwicklung des malignen Melanoms über zehn Jahre und stellte fest: Der Anteil der Frauen, die die Krankheit vor ihrem 30. Lebensjahr bekommen, ist deutlich gestiegen.

Warnzeichen
Leberflecke oder Pigmentmale können auf bösartige Veränderung hindeuten, wenn sie wachsen oder Unregelmäßigkeiten aufweisen wie asymmetrische Formen, unscharfe Ränder, unterschiedliche Brauntöne innerhalb eines Mals (manchmal blutunterlaufen).

Behandlungsmöglichkeiten
Ein Melanom muß operativ entfernt werden, und zwar durch einen Schnitt bis weit in den gesunden Bereich hinein. Es wird also viel mehr Haut entfernt als wahrscheinlich betroffen ist. Dadurch soll sichergestellt werden, daß keine Tumorreste zurückbleiben. Bei einigen Tumoren wird auch vor- oder nachbestrahlt.

Kommt es nach der Erstbehandlung zum Rückfall, können zusammenhängende Metastasen operativ entfernt werden. Wenn sie weiter verstreut sind, werden Zytostatika und/oder Bestrahlung angewendet.

Ein früh erkanntes Melanom, das noch nicht sehr tief in die Haut eingedrungen ist, hat eine hohe Heilungsrate. Je größer die sogenannte »Invasionstiefe«, desto höher das Risiko, daß Metastasen entstehen und die Krankheit wieder aufflackert.

Beim Basaliom entstehen praktisch nie Tochtergeschwülste. Der Patient ist also nach einer Operation bzw. Bestrahlung geheilt. Trotzdem sollten Sie sich vor diesem Tumor schützen, denn außer der Operationsnarbe gibt es noch ein weiteres Problem: Sie dürfen Ihre Haut nach Basaliomen überhaupt nicht mehr der Sonne aussetzen.

Bei oberflächlichen Basaliomen reicht manchmal eine photodynamische Therapie aus, bei der der Tumor mit langwelligem Licht bestrahlt wird.

Spinaliome haben, wenn sie früh erkannt werden, Heilungsraten von 90 Prozent. Sind Lymphknoten befallen, sinken die Heilungschancen auf 70 Prozent. Falls der Tumor nach der Erstbehandlung wieder auftritt, stehen die Chancen für eine Heilung 50 zu 50.

Vorbeugung
Die beste Vorbeugung ist, sich vor den UV-Strahlen der Sonne zu schützen. Das wird durch die Zunahme des »Ozonlochs« immer schwieriger: Weil immer mehr schädliche UV-B-Strahlen die schützende Ozonschicht durchdringen können, werden die Strahlen, die auf die Haut treffen, immer aggressiver. Innerhalb der letzten zwölf Jahre hat sich die Ozonschicht über Europa im Winter um fünf und im Sommer um drei Prozent verringert.

Schützen Sie sich bei Sonne durch Kopfbedeckung und leichte Kleidung, die möglichst auch Arme und Beine bedeckt. Das gilt besonders für Kinder, die sich am Strand aufhalten. Beachten Sie, daß sie auch mit Sonnenschutzmittel nicht beliebig lange in der Sonne bleiben können. Viele denken, sie könnten sich nach einer bestimmten Zeit wieder neu eincremen. Aber: Der Lichtschutzfaktor bietet nur einmal am Tag Schutz.

Wenn Sie sich einen Sonnenbrand geholt haben, ist es ganz wichtig, daß Sie die nächsten 24 Stunden nicht mehr in die Sonne gehen. Nur so können Sie vermeiden, daß dauerhafte Hautschäden entstehen.

Wer schon in der Jugend mehr als 50 Leberflecken hatte, sollte regelmäßig prüfen, ob sich deren Farbe oder Form verändern. Wenn das der Fall ist, sofort zum Hautarzt gehen! Grundsätzlich ist es sinnvoll, einmal jährlich beim Hautarzt kontrollieren zu lassen, ob sich verdächtige Hautveränderungen ergeben haben.

Leberkrebs

Risikofaktoren

Leberkrebs tritt vor allem als Folge eines anderen Tumors auf, häufig von Brust- und Darmkrebs. Weil die Leber im Körper als »Giftwäsche« für Substanzen aller Art fungiert, hat sie auch Kontakt zu Krebszellen. Die Gefahr, daß sich in der Leber Absiedlungen anderer Tumoren festsetzen und Tochtergeschwülste bilden, ist deshalb besonders groß.

Leberkrebs kann aber auch direkt durch Schadstoffe aus Lebensmitteln verursacht werden, etwa durch Schimmelpilzgifte (Aflatoxin) oder durch sogenannte Azofarbstoffe. Die Anwendung von Azofarbstoffen ist in Deutschland zwar verboten, sie können aber trotzdem in importierten Lebensmitteln und Kleidungsstücken vorkommen.

Weitere Auslöser: Leberzirrhose (verursacht durch zuviel Alkoholkonsum) oder Leberentzündungen bei Hepatitis B und C. Die beiden Formen der Hepatitis sind sehr häufig geworden, besonders in südlichen Ländern. Die Krankheitserreger können übertragen werden durch Bluttransfusionen, direkten Kontakt mit Blut von Erkrankten (etwa bei der Verwendung von Spritzen) oder durch ungeschützten Geschlechtsverkehr mit erkrankten Partnern.

Nicht bewiesen und nur im Tierversuch als mögliche Ursache für Leberkrebs ermittelt, sind spezielle Antibabypillen mit dem Wirkstoff Cyproteron. Dabei handelt es sich um Pillen, die nicht nur zur Schwangerschaftsverhütung verordnet werden, sondern auch gegen Beschwerden wie fettige Haut, Akne und übermäßige Körperbehaarung.

Häufigkeit
An Leberkrebs erkranken im Jahr drei bis vier von 100 000 Deutschen. Metastasen anderer Krebserkrankungen sind 20mal häufiger als das primäre Leberkarzinom, also der Krebs, der direkt von der Leber ausgeht.

Warnzeichen
Druckgefühl im Oberbauch, zunehmender Bauchumfang. Im weiteren Verlauf der Krankheit kommt es zu Gewichtsabnahme, Leistungsabfall und Gelbsucht.

Behandlungsmöglichkeiten
Meist werden verdächtige Veränderungen der Leber zunächst mit einer Ultraschalluntersuchung überprüft. Inzwischen lassen sie sich auch durch ein neues Kontrastmittel bei einer Kernspintomographie erkennen, oft besser und frühzeitiger als bei der Ultraschalluntersuchung. Im Anschluß an diese Untersuchungen wird durch Leberbiopsie (Entnahme und Analyse einer Gewebeprobe) ermittelt, ob die Veränderungen gut- oder bösartig sind.

Leberkrebs bleibt relativ lange auf die Leber beschränkt und siedelt sich nicht so rasch in anderen Organen an. Wenn der Tumor noch auf die Leber begrenzt ist, kann er häufig komplett entfernt werden – dann ist Heilung möglich. Bei inoperablen Tumoren (z. B. bei gleichzeitiger Leberzirrhose) werden Zytostatika angewendet. In manchen Fällen ist eine Lebertransplantation sinnvoll. Es gibt auch Versuche, den Krebs durch photodynamische Therapie zu behandeln, d. h. mit rotem Laserlicht zu bestrahlen. Diese Methode ist aber noch im Anfangsstadium und wird erst in wenigen Kliniken getestet.

Ist das Leberkarzinom durch Absiedlungen eines Tumors in einem anderen Organ entstanden, können diese Absiedlungen operativ entfernt werden. Jedoch nur, wenn sie eng beieinanderliegen bzw. es sich um eine einzige Absiedlung handelt. Manchmal kann eine nur im Bereich der Leber angewendete, regionale Chemotherapie helfen. Dabei werden die Zytostatika mit Hilfe eines Katheters in die Leber geleitet.

Vorbeugung
Werfen Sie verschimmelte Lebensmittel in jedem Fall weg. Behälter, in denen sie aufbewahrt wurden, sollten gründlich gereinigt werden. Lebensmittel gut kühlen, damit sie gar nicht erst Schimmel ansetzen. Trinken Sie mäßig Alkohol. Wer oft mit Blut in Berührung kommt oder ungeschützten Geschlechtsverkehr mit wechselnden Partnern hat, sollte sich gegen Hepatitis B impfen lassen (eine Impfung gegen die Leberentzündung vom Typ C gibt es noch nicht).

Leukämie (Blutkrebs)

Unter dem Begriff »Leukämien« werden rund vierzig Formen von Entartungen und Störungen bei der Reifung weißer Blutzellen zusammengefaßt. Diese Blutzellen (Lymphozyten und Leukozyten) werden im Knochenmark gebildet. Die entarteten Stammzellen verdrängen die gesunden und verhindern zum Beispiel, daß leistungsfähige Immunzellen gebildet werden (siehe Immunsystem, Seite 15). Man unterscheidet akute und chronische Leukämien. Die akuten Formen treten häufiger bei Kindern und Jugendlichen auf, die chronischen Formen öfter bei Erwachsenen.

Risikofaktoren

Während die Ursachen für chronische Leukämien weitgehend unbekannt sind, können akute Leukämien durch Umweltgifte oder Zytostatika verursacht werden. Radioaktive Strahlung als Leukämie-Auslöser ist sehr wahrscheinlich und wird dafür immer wieder verantwortlich gemacht – der endgültige Beweis steht noch aus.

Genetische Faktoren können Einfluß auf das Entstehen der akuten Leukämie haben. Möglicherweise kommen auch Viren als Verursacher in Frage.

Häufigkeit

In Deutschland erkranken nach Auskunft der Deutschen Krebshilfe jedes Jahr rund 9000 Menschen an Leukämie, 5600 sterben daran. Der überwiegende Teil der Betroffenen sind Erwachsene, wenn man auch aufgrund der tragischen Schicksale der von Blutkrebs betroffenen Kinder (etwa 600 jährlich) oft das Gegenteil vermuten könnte.

Bei akuter Leukämie liegen die Heilungschancen bei 70 bis 80 Prozent. Sie sind damit viel besser als bei chronischer Leukämie. Von den Patienten mit chronischer Leukämie, die eine Knochenmarktransplantation bekommen haben, leben zehn Jahre nach Ausbruch der Krankheit noch 50 Prozent. Ohne Transplantation beträgt die Zehn-Jahres-Heilungsrate nur 20 Prozent.

Warnzeichen

Eine akute Leukämie äußert sich zum Beispiel durch starkes spontanes Zahnfleischbluten. Bedingt durch die Erkrankung werden im Knochenmark nicht mehr genügend Blutplättchen gebildet, die die Blutstillung entscheidend beeinflussen. So kommt es auch zu blauen Flecken am Körper, die nicht von einer Verletzung herrühren.

Außerdem klagen Betroffene oft über schmerzende Knochen – die Knochen sind dann mit unreifen weißen Blutkörperchen durchsetzt.

Weitere Symptome: Kopfschmerzen, geschwollene Lymphknoten, Anämie (Blutarmut) sowie das häufige Auftreten von Infektionskrankheiten.

Die chronische Leukämie zeigt zunächst kaum Symptome. Später können ähnliche Hinweise wie bei akuter Leukämie auftreten. Außerdem: Vergrößerung der Milz, nächtliche Schweißausbrüche, Leistungsabfall mit ständiger Müdigkeit und langandauerndes Fieber.

Behandlungsmöglichkeiten

Akute und auch chronische Leukämien werden durch Knochenmarkbiopsie diagnostiziert, nachdem ein Bluttest Hinweise auf die Erkrankung ergeben hat. Als Behandlung kommt bei akuter Leukämie eine Transfusion von Blut und Blutplättchen in Frage, außerdem werden Zytostatika angewendet.

Die chronische Leukämie kann im Anfangsstadium manchmal mit Interferonen behandelt werden. Ist das nicht ausreichend, werden Zytostatika eingesetzt. Wenn die Zahl weißer Blutzellen sehr rasch ansteigt, wird versucht, sie aus dem Blut zu filtern.

Oft kann nur noch eine Knochenmarktransplantation Hilfe bringen: Dem Kranken wird Knochenmark eines Spenders übertragen. Es ist allerdings sehr problematisch, einen geeigneten Knochenmarkspender zu finden. In etwa 30 Prozent der Fälle kommt der Spender aus der Familie.

Lungenkrebs

Ursachen und Risikofaktoren

Hauptursache für Lungenkrebs ist das Rauchen. In den USA ist jetzt der Nachweis gelungen: Die im Zigarettenrauch in hoher Konzentration enthaltenen Benzpyrene blockieren das Gen p 53, das normalerweise vor Krebs schützt. Die zugrundeliegenden Studien, Ende 1996 im renommierten amerikanischen Wissenschafts-Magazin ›Science‹ veröffentlicht, sorgten für großes Aufsehen. Offenbar haben sogar Passivraucher, die häufig Zigarettenrauch ausgesetzt sind, ein leicht erhöhtes Risiko, an Lungenkrebs zu erkranken.

Weitere Auslöser für Lungenkarzinome sind Umweltgifte wie Asbest und Teer. Besonders gefährdet sind Menschen, die beruflich ständig mit diesen Substanzen zu tun haben. Ob Umweltgifte (z. B. von Industrieanlagen, Autos, Heizungen) in der Luft in so hoher Konzentration vorhanden sind, daß sie Lungenkrebs auslösen können, ist nicht endgültig bewiesen.

Häufigkeit

In Deutschland sterben im Jahr 45 000 Menschen an Lungenkrebs. Diese Zahlen nannte Dr. med. Winfried Fassbinder, Ärztlicher Direktor im Städtischen Klinikum Fulda, 1996 auf dem hessischen Internistenkongreß. Vor zwanzig Jahren war von zehn Lungenkrebskranken nur eine Frau betroffen, heute ist es eine von drei Kranken, sagt Professor Dr. Volker Fintelmann aus Hamburg.

In den USA ist die Lage noch dramatischer: Dort hat die Zahl der Frauen, die an Lungenkrebs sterben, inzwischen die der Frauen überholt, die einem Brustkrebsleiden erliegen.

Warnzeichen

Lungenkrebs macht sich meist erst in einem späten Stadium bemerkbar: zunächst durch Reizhusten und gehäufte Entzündungen der Bronchien. Später treten dann Fieber, Appetitlosigkeit, Gewichtsverlust, Leistungsabfall und Schmerzen im Bereich des Brustkorbes auf.

Behandlungsmöglichkeiten und Heilungschancen

Die Fachleute unterscheiden vier verschiedene Arten von Lungenkrebs: das kleinzellige Karzinom, die großzelligen Karzinome mit mehreren Unterarten, das Plattenephitelkarzinom, bei dem bestimmte Zellen betroffen sind, und sogenannte Adenokarzinome, die von den Drüsen ausgehen. Am gefährlichsten ist das kleinzellige Bronchialkarzinom. Hier liegen die Fünf-Jahres-Überlebensraten nur bei acht bis fünfzehn Prozent.

Wenn ein Karzinom noch durch eine Operation behandelt werden kann (bei fortgeschrittenen Krebsen ist das oft nicht mehr möglich), liegen die Fünf-Jahres-Überlebensraten zwischen 15 und 30 Prozent. Das als gutartig geltende Adenokarzinom hat Heilungsraten von 70 bis 80 Prozent.

In frühen Stadien werden Lungentumoren operiert. Heute müssen im Gegensatz zu früher häufig nur Teile eines Lungenflügels entfernt werden.

Weil es keine Früherkennungsmöglichkeiten gibt, werden viele Tumoren aber so spät entdeckt, daß eine Operation nicht mehr möglich ist. Dann wird mit Hilfe von Bestrahlung und Medikamenten behandelt.

Bei Rückfällen setzen die Ärzte zunehmend auf Taxole (siehe Eierstockkrebs, Seite 93) oder Bestrahlungen mit photodynamischem Licht. Außerdem laufen derzeit erste klinische Versuche, Lungenkrebs mit Hilfe einer Gen-Therapie zu behandeln. Das Verfahren ist kompliziert: Wissenschaftler manipulieren die Krebszellen, indem sie intakte Kopien des Gens p53 (siehe S. 112) in die Krebszelle einbauen. Das soll bewirken, daß die entartete Zelle sich selbst vernichtet.

Vorbeugung

Die beste Vorbeugung: nicht mehr rauchen. Die Gefahr, Lungenkrebs zu bekommen, steigt mit der Zahl der täglich gerauchten Zigaretten und mit der Zahl der Jahre, die jemand raucht. Wer stark raucht oder beruflich viel mit lungenkrebsauslösenden Substanzen wie Asbest und Teer zu tun hat, sollte seine Lunge vorsorglich einmal im Jahr röntgen lassen. Durch häufige Untersuchungen bestehen zumindest Chancen, ein Karzinom in einem frühen Stadium zu erkennen. Das erhöht die Heilungschancen beträchtlich.

Wer in stark umweltbelasteten Gebieten lebt, sollte so oft wie möglich ins Grüne fahren und frische Luft einatmen.

Die Hoffnungen, daß sich mit extrem hohen Dosierungen an Vitaminen Lungenkrebs vorbeugen läßt, sind gedämpft worden: Eine große Studie, die über zwei Jahre am Krebsforschungsinstitut in Seattle an 18 000 Rauchern und Arbeitern mit Asbestbelastung durchgeführt wurde, ergab: In der Gruppe, die extrem viel Betacarotin aufnahm (diese Vorstufe des Vitamin A galt vor der Studie als krebsvorbeugend), erkrankten nicht seltener an Lungenkrebs als in der Kontrollgruppe ohne Betacarotinprophylaxe. Die Zahl der Erkrankten war sogar leicht höher.

Das bedeutet nun nicht, daß Sie auf Vitamine verzichten sollten. Die Studie bestätigte lediglich, daß man eine ungesunde Lebensführung nicht durch große Mengen an Vitaminen wieder wettmachen kann. In richtiger Dosierung sind die Vitamine der Gruppe A (und ihre Vorstufe, das Betacarotin), Vitamin C und E dennoch wichtig für Raucher, weil sie als Radikalenfänger gelten. Radikale sind aggressive Sauerstoffmoleküle, die durch Umweltgifte wie Smog, UV-Strahlen oder Zigarettenrauch entstehen und Zellen schädigen können.

Magenkrebs

Risikofaktoren

Magenkrebs kann mitverursacht werden durch gepökelte, geräucherte und stark gesalzene Lebensmittel. Darin sind Nitrate enthalten, die der Körper zu krebserregenden Nitrosaminen umwandelt. Einen hohen Nitratgehalt können auch Obst und Gemüse haben, wenn sie außerhalb ihrer eigentlichen Saison in Treibhäusern unter hohem Einsatz künstlicher Düngemittel gezogen werden.

Mitverursacher des Magenkarzinoms sind auch eine länger andauernde perniziöse Anämie (Blutarmut), außerdem Polypen oder häufig wiederkehrende Magengeschwüre. Im Zusammenhang mit Magengeschwüren wurde vor einigen Jahren ein Bakterium mit dem Namen »Helicobacter pylori« als Hauptauslöser entlarvt. Experten schätzen, daß der Helicobacter an der Entstehung von 80 bis 90 Prozent aller Magengeschwüre schuld ist. Er gelangt meist durch mit Kot verunreinigte Lebensmittel oder durch Insektenkot in den Magen. Dort kann er jahre- oder sogar jahrzehntelang schlummern, ohne Beschwerden zu machen.

Auf der dauerhaften Ausschaltung des Helicobacter ruhen indes die Hoffnungen der Magenkrebsspezialisten. In mehreren Forschungslaboratorien (z.B. in Australien, der Schweiz und in Deutschland) wird ein Impfstoff gegen den Helicobacter entwickelt. Wenn er erst einmal zur Verfügung steht, können möglicherweise viele Magenerkrankungen verhindert werden. Experten hoffen, daß bis 2005 eine Impfung gegen den Auslöser der Magenschleimhautentzündung möglich und damit die Grundlage für viele Magenkrebserkrankungen beseitigt sein wird.

Häufigkeit

In Deutschland bekommen jedes Jahr rund 20 000 Menschen Magenkrebs. Männer sind häufiger betroffen als Frauen (im Verhältnis 2:1). Ist der Krebs noch auf die Magenschleimhaut begrenzt, liegen die Heilungsraten bei 85 bis 90 Prozent. Wenn er schon weiter fortgeschritten ist, sinken auch die Chancen – auf zehn Prozent für späte Stadien. Leider werden viele Karzinome des Magens erst im fortgeschrittenen Stadium diagnostiziert.

Warnzeichen

Magenkrebs macht sich zunächst gar nicht bemerkbar. Treten Symptome auf, sind diese oft ähnlich wie beim Magengeschwür: Druck- und Schmerzgefühle. In späteren Stadien klagen Betroffene über Völlegefühl, Brechreiz, Übelkeit. Sie verlieren Gewicht.

Behandlungsmöglichkeiten

Magenkrebs kann mit Hilfe der Barium-Röntgenkontrastuntersuchung aufgespürt werden. Danach wird eine Magenspiegelung (Gastroskopie) gemacht, die mit einer Biopsie der Magenschleimhaut verbunden werden kann. Die Ärzte entnehmen dazu eine Gewebeprobe, die dann unterm Mikroskop untersucht wird. Wenn sie Krebszellen enthält, wird häufig der ganze Magen entfernt und durch einen künstlichen Magen ersetzt. Aus Darmschlingen wird dazu ein Beutel konstruiert, ein sogenannter Pouch.

Wenn das Karzinom im unteren Teil des Magens liegt, muß manchmal nur ein Teil des Magens entfernt werden, zirka ein Fünftel kann erhalten bleiben. Häufig ist der Krebs aber schon so weit fortgeschritten, daß nicht mehr operiert werden kann. Dann wird eine Bestrahlung – in Verbindung mit Zytostatika – durchgeführt.

Vorbeugung

Essen Sie wenig gepökelte, geräucherte oder über dem Feuer gegrillte Lebensmittel, statt dessen viel frisches Obst und Gemüse der Saison. Also: in der kalten Jahreszeit möglichst Wintergemüse und Salate wie Chicoree, Endivien oder Sellerie. Salzen Sie sparsam. Meiden Sie möglichst heiße, frittierte Speisen. (In asiatischen Ländern, besonders in Japan, wo heißes, gesalzenes Essen sehr beliebt ist, ist das Magenkrebsrisiko viel höher als bei uns.) Essen Sie viele Tomaten und Gemüse, die zu den sogenannten Kreuzblütiern zählen. Außerdem Obst und Gemüse, das viel Vitamin C liefert, etwa Kiwis und Orangen (siehe Ernährung, Seite 59). Durch Vitamin C lassen sich auch krebsauslösende Nitrosamine besser in Schach halten.

Magengeschwüre müssen konsequent behandelt werden. Eine durch Helicobacter pylori hervorgerufene Gastritis läßt sich mit einer kombinierten Therapie, bestehend aus Antibiotika und magensäureblockierenden Mitteln, wirksam bekämpfen.

Prostatakrebs (Krebs der Vorsteherdrüse)

Risikofaktoren
Die aufgeführten Risiken basieren mehr auf Hypothesen als auf harten Fakten, es gibt keine gesicherten Erkenntnisse. Wahrscheinlich ist fettreiche Ernährung an der Entstehung des Krebses beteiligt.

Bei manchen Prostatakarzinomen sind Hormone die Mitauslöser: Zum Beispiel kann ein krankhafter Androgen-Östrogen-Metabolismus, eine »Entgleisung« des Hormon-Stoffwechsels (u. a. als Folge einer Leberzirrhose) das Prostatakrebsrisiko erhöhen.

Eine auf Statistiken beruhende Vermutung sagt aus, daß Männer, die sexuell aktiver waren und die viele Sexualpartner hatten, ein höheres Risiko tragen. Außerdem vermutet man, daß Stoffe wie Gummi und Kadmium (bei beruflich bedingtem Kontakt) Prostatakrebs mitauslösen. Prostatakrebs wird hingegen nicht vererbt und nicht durch die häufige, gutartige Vergrößerung der Prostata (sogenannte Prostatahypertrophie) mitverursacht.

Häufigkeit
In den westlichen Ländern bekommen jährlich 24 von 100 000 Männern ein Prostatakarzinom. Diese Krebsart, die zu Beginn dieses Jahrhunderts noch selten war, ist inzwischen die zweit- bis dritthäufigste Krebsform bei Männern. Die Hälfte der Betroffenen ist über 70 Jahre alt, wenn die Krankheit festgestellt wird.

Unterschieden wird zwischen klinisch manifestem (tatsächlich ausgebrochenem) und latentem (schlummerndem) Krebs. Nicht jedes latente Karzinom muß zum ausgewachsenen Krebs werden. Wird ein Krebs in einem frühen Stadium erkannt, liegen die Fünf-Jahres-Heilungsraten bei 75 Prozent. Später sinken sie auf 50 Prozent, wenn keine Metastasen vorliegen, und auf 6 Prozent, wenn Metastasen vorliegen.

Warnzeichen

Häufiger Harndrang, vor allem nachts, »Nachträufeln« beim Wasserlassen, schwacher Harnstrahl, unerklärlicher Gewichtsverlust.

Behandlungsmöglichkeiten

In den meisten Fällen wird die Prostata durch eine Operation ganz entfernt. Zusätzlich ist sehr oft eine Kastration erforderlich, um Hormone, die das Tumorwachstum fördern können, ganz auszuschalten. Inzwischen ist die medikamentöse oder chemische Kastration dabei zur bevorzugten Alternative geworden. Je nach Patient werden dafür entweder weibliche Hormone (Östrogene), Antiandrogene oder GnRH-Analoga (oft auch in Kombination) verabreicht.

Bei älteren Patienten wird oft auf die Entfernung der Prostata verzichtet und nur mit Bestrahlung und Hormontherapie behandelt. Manche Prostatatumoren wachsen sehr langsam, so daß die normale Lebenserwartung nicht beeinträchtigt ist.

Glossar

Anaphylaktischer Schock seltene, manchmal lebensbedrohliche allergische Reaktion; möglich nach Insektenstichen oder Injektionen von Medikamenten; im Blutkreislauf werden große Mengen Histamin freigesetzt, die Blutdruckabfall und Verkrampfungen der Atemwege verursachen

Antigene Fremdsubstanzen, die das körpereigene Abwehrsystem zur Bildung von Antikörpern anregen; alle Krankheitserreger tragen auf der Zelloberfläche Antigene

Antikörper Substanz, die das körpereigene Abwehrsystem als Reaktion auf das Eindringen eines Fremdkörpers (Antigen) produziert und die sich spezifisch gegen dieses eine Antigen richtet

Axilla Achselhöhle; »axilläre Knoten« sind Lymphknoten, die sich in der Achselhöhle befinden

Benigner Tumor gutartige Wucherung, die keine Metastasen bildet; benigne Tumoren (z. B. Darmpolypen) können aber nach längerer Zeit bösartig werden

Biopsie operative Entnahme einer Gewebeprobe und deren mikroskopische Analyse

Blutbild zahlenmäßige Erfassung der weißen (Leukozyten) und roten Blutzellen (Erythrozyten), sowie der Blutplättchen (Thrombozyten) im Blut eines Patienten; abweichende Werte können auf Infektion, Anämie oder verstärkte Neigung zu Blutungen hinweisen

Blutplättchen (Thrombozyten) winzige scheibenförmige Blutkörperchen, von Bedeutung für Gefäßabdichtung und Gerinnungsvorgänge

Carcinoma in situ Vorstufe des Krebses, in der die Zellwucherung noch auf das Gewebe beschränkt ist, in dem sie sich ursprünglich gebildet hat

Chemotherapie Behandlung einer Krankheit mit chemischen Substanzen

Computertomographie computergesteuertes Darstellungsverfahren, mit dem Schnittbilder quer durch den Körper gemacht werden; als großer Fortschritt der Röntgendiagnostik anerkannt; geringe Strahlenbelastung

Coping (engl.: to cope = fertig werden mit) Bewältigungsverhalten von Kranken; erfolgreiches Coping ist für den Erfolg vieler Behandlungen von entscheidender Bedeutung; setzt neben einer stabilen therapeutischen Beziehung vor allem Unterstützung im sozialen Umfeld und eine möglichst positive Haltung gegenüber der Krankheit voraus

Endometrium Gebärmutterschleimhaut

Enzyme biologisch hochwirksame Eiweißstoffe, die im Körper produziert werden; bestimmen die Geschwindigkeit von Stoffwechselreaktionen

Epidemiologie Wissenschaft von der Häufigkeit und Verbreitung einer Krankheit sowie ihrer äußeren Ursachen und deren Kontrolle

Exzision operative Entfernung eines erkrankten Körperteils einschließlich bösartiger Geschwülste

Fünf-Jahres-Überlebensraten statistischer Wert, der bezeichnet, wie viele Patienten fünf Jahre nach Behandlung des Krebses keinen Rückfall erlitten haben; für die meisten Krebsarten ist dieser Termin mit Heilung gleichzusetzen; nach fünf Jahren beurteilt man die Gefahr für ein Wiederaufflackern der Krankheit als gering (Ausnahme: Brustkrebs; hier spricht man von Zehn-Jahres-Überlebensraten)

Gewebe Ansammlung ähnlich gestalteter Zellen, die gemeinsam eine bestimmte Funktion erfüllen; im menschlichen Körper gibt es vier Hauptgewebe: das Epithel- oder Deckgewebe (Haut und Schleimhaut), das Bindegewebe, die Muskeln und die Nerven; in spezifischer Zusammensetzung bilden sie die einzelnen Organe

Hormone chemische Substanzen, die in den Drüsen hergestellt und in die Blutbahn eingespeist werden; steuern körperliche Vorgänge wie Wachstum, Stoffwechsel, Fortpflanzung

Hormonrezeptoren in der Regel gibt es für jedes Hormon spezifische Rezeptoren, die sich an den Membranen bzw. im Zytoplasma der jeweiligen Zielzellen befinden; binden die im Blut zirkulierenden Hormone und vermitteln der Zelle deren biochemische Wirkung

Hormontherapie Behandlung mit Hormonpräparaten; bei Krebs der Brust, Eierstöcke, Gebärmutterschleimhaut oder Prostata; häufig in Verbindung mit anderen Krebstherapien, beispielsweise der Chemotherapie

Hyperthermie modernes, tumorzerstörendes Verfahren; arbeitet mit externer Erhöhung der Körpertemperatur ohne Veränderung der hypothalamischen Wärmeregulation (im Gegensatz zu Fieber)

Immunologie Wissenschaftszweig, der sich mit dem körpereigenen Abwehrsystem befaßt

Immuntherapie Therapie zur Anregung des körpereigenen Abwehrsystems

Interferone / Interleukine siehe Zytokine

Karzinogen krebserregend; Substanz, die Krebs auslösen kann

Karzinom Krebsform, die sich aus Zellen der Haut oder Schleimhaut bildet

Kernspintomographie Diagnosemethode, die auf der Anwendung von Magnetfeldern basiert; der Patient liegt während der Untersuchung in einer Art Röhre; besonders häufig eingesetzt zur Überprüfung von Gehirn und Rückenmark

Kombinationstherapie Verwendung von zwei oder mehreren Behandlungsmethoden, die entweder gemeinsam oder in verschiedenen Reihenfolgen angewandt werden, um bestmögliche Heilungsergebnisse zu erzielen

Krebs Oberbegriff für Krankheiten mit unkontrolliertem Wachstum und Ausbreitung entarteter Zellen

Leberzirrhose schleichender Zerfall des Lebergewebes; häufigste Ursachen: Alkoholmißbrauch, Hepatitis B und C

Lokoregionäre Ausbreitung Krebsstadium, in dem der Krebs sich vom Entstehungsort auf nahegelegene Bereiche ausgebreitet hat (siehe Metastase)

Lymphknoten aus speziellen weißen Blutkörperchen und Bindegewebe bestehende Filterstation des Lymphsystems

Lymphödem Schwellung, die durch eine Behinderung des Abflusses in den Lymphgefäßen und -knoten entsteht.

Lymphom bösartige Wucherung der Lymphknoten

Lymphozyten im Knochenmark gebildete und hauptsächlich über die Lymphbahnen ins Blut gelangende kleine weiße Blutkörperchen (Leukozyten); Bestandteil des Immunsystems

Maligner Tumor bösartige Krebsgeschwulst; diese Tumoren wachsen immer weiter und breiten sich auf umliegende Gewebe aus; ihre Zellen können sich ablösen und in anderen Organen weiterentwickeln

Mammographie Röntgenuntersuchung des Brustgewebes in Weichstrahltechnik bei relativ geringer Strahlenbelastung; dient der frühestmöglichen Erfassung von Unregelmäßigkeiten und ermöglicht den Nachweis eines Brustkrebses, bevor dieser als Knoten fühlbar ist

Mastektomie chirurgische Entfernung einer krebsbefallenen Brust

Metastasen Absiedelungen von Krebszellen in verschiedenen Organen und Körperteilen; Tochtergeschwulst eines Primärtumors

Myeloisch das Knochenmark betreffend

Neoplasie neu entstandene, abnorme Zell- oder Gewebswucherung; im allgemeinen handelt es sich um eine Vorstufe bzw. den Beginn einer bösartigen Krebserkrankung

Onkologie (griech.: onkos = Geschwulst) Zweig der medizinischen Wissenschaft, der Krebserkrankungen erforscht und behandelt

Östrogen Hormon, das von den Eierstöcken ausgeschüttet wird; steuert den Menstruationszyklus und die Bildung der sekundären Geschlechtsmerkmale der Frau (z. B. der Brust)

Palliative Behandlung Linderung von Beschwerden und Schmerzen ohne eigentliche Heilung der Krankheit

Pathologie Lehre von krankhaften Lebensvorgängen und Entwicklungsstörungen sowie deren Folgen; der Pathologe analysiert Gewebe und Flüssigkeiten des Körpers, führt Autopsien (Leichenöffnungen) durch, macht feingewebliche (histologische) und Zell- (zytologische) Untersuchungen

Polyp Gewebsanhäufung bzw. Schleimhautausstülpung, die in eine Körperhöhle vordringt, beispielsweise in Darm, Nase oder Mund

Primärtumor der ursprüngliche Tumor, von dem die Metastasenbildung ausgegangen ist

Remission vollständige oder teilweise Rückbildung des Tumors

Rezidiv Rückfall; Wiederauftreten von Metastasen oder Tumoren am Ursprungsort (Lokalrezidiv)

Sarkom bösartige Tumoren, die vom Bindegewebe ausgehen

Staging Bestimmung des Krebsstadiums, damit Behandlungsergebnisse mit denen anderer Patienten verglichen und eine Prognose gestellt werden kann

Strahlentherapie Krebsbehandlung mit radioaktiven Strahlen, die die Krebszellen schädigen oder vernichten

Tumornekrosefaktoren (TNF) siehe Zytokine

Zytokine Botenstoffe des Abwehrsystems; koordinieren die Aktionen der Abwehrzellen gegen Fremdkörper; zur Gruppe der Zytokine gehören Interleukine, Interferone, Tumornekrosefaktoren (TNF), Wachstumsfaktoren

Zytostatika Substanzen, die die Zellteilung oder das Wachstum von Zellen hemmen; Einsatz in der Chemotherapie

Adressen

Kein Anspruch auf Vollständigkeit. Stand: Juli 1997

Telefonische Beratungsstellen

Krebsinformationsdienst (KID)
Deutsches Krebsforschungszentrum
Tumorzentrum
Heidelberg/Mannheim
Im Neuenheimer Feld 280
69120 Heidelberg
Tel.: 0 62 21/41 01 21

Krebs-Hotline
Tumorzentrum Universität Freiburg, Tel.: 07 61/2 70 60 60,
werktags von 9 – 16 Uhr.

Die psychosozialen Krebsberatungsstellen der Deutschen Krebsgesellschaft und ihrer Landesverbände:

Baden-Württemberg:
Stuttgart, Tel.: 07 11/8 48 26 91

Bayern:
Augsburg, Tel.: 08 21/15 71 32
Nürnberg, Tel.: 09 11/4 95 33
Passau, Tel.: 08 51/53 00 22 68
München, Tel.: 0 89/53 11 75
oder 089/ 53 95 25
Regensburg,Tel.: 09 41/5 99 97 83
Traunstein, Tel.: 08 61/7 05 12 93
Würzburg, Tel.: 09 31/28 66 96

Berlin:
Berlin, Tel.: 0 30/2 83 24 00

Bremen:
Bremen, Tel.: 04 21/32 51 69

Hamburg:
Hamburg, Tel.: 0 40/4 60 42 22

Hessen:
Bad Wildungen, Tel.: 0 56 21/
70 51 93
Bad-Soden-Salmünster,
Tel.: 0 60 56/91 42 – 0

Niedersachsen:
Hannover, Tel.: 05 11/3 88 52 62
oder 3 88 52 63

Rheinland-Pfalz:
Kaiserslautern, Tel.: 06 31/
2 03 11 26
Koblenz, Tel.: 02 61/3 10 47
oder 3 10 48
Ludwigshafen, Tel.: 06 21/
57 85 72
Trier, Tel.: 06 51/4 05 51

Sachsen:
Zwickau, Tel: 03 75/28 14 05

Thüringen:
Erfurt, Tel.: 03 61/ 2 14 03 00
Jena, Tel.: 0 36 41/63 93 53

Tumorzentren (Auswahl)

Tumorzentrum Aachen e.V.
Klinikum der RWTH Aachen
Pauwelsstr. 30
52074 Aachen

Tumorzentrum Berlin-Steglitz
Universitätsklinikum Steglitz
Hindenburgdamm 30
12203 Berlin

Tumorzentrum Bonn e.V.
Sigmund-Freud-Str. 25
53127 Bonn

Tumorzentrum Bremen e.V.
Zentralkrankenhaus
St.-Jürgen-Str. 1
28205 Bremen

Tumorzentrum Chemnitz
Städtische Kliniken -
Klinikum Küchwald
Bürgerstr. 2
09113 Chemnitz

Tumorzentrum Dresden
Medizinische Akademie
Fetscherstr. 74
01307 Dresden

Tumorzentrum Düsseldorf
Universität Düsseldorf
Moorenstr. 5
40225 Düsseldorf

Tumorzentrum Erfurt
Medizinische Hochschule
Nordhäuser Str. 74
99089 Erfurt

Tumorzentrum der Universität Erlangen
Bohlenplatz 6
91054 Erlangen

Westdeutsches Tumorzentrum
Universitätsklinikum
Hufelandstr. 55
45122 Essen

Tumorzentrum
Rhein-Main e.V.
Theodor-Stern-Kai 7
60596 Frankfurt

Tumorzentrum Freiburg
Klinikum der Albert-Ludwigs-Universität
Hugstetter Str. 55
79106 Freiburg

Tumorzentrum e.V. Göttingen
Robert-Koch-Str. 40
37075 Göttingen

Tumorzentrum Hamburg
Universitätsklinik Eppendorf
Martinistr. 40
20251 Hamburg

Tumorzentrum Hannover
Medizinische Hochschule
Karl-Wiechert-Allee 9
30625 Hannover

Tumorzentrum
Heidelberg/Mannheim
Im Neuenheimer Feld 105–110
69115 Heidelberg

Tumorzentrum Homburg/Saar e.V.
Saarländ. Krebszentrale
Oscar-Orth-Straße, Gebäude 52
66424 Homburg/Saar

Tumorzentrum Jena
Institut für Pathologie
Ziegelmühlenweg 1
07743 Jena

Tumorzentrum Kiel
Klinikum der Christian-Albrechts-Universität zu Kiel
Niemannsweg 1
24105 Kiel

Tumorzentrum Köln
1. Medizinische Universitätsklinik
Josef-Stelzmann-Str. 9
50931 Köln

Tumorzentrum Leipzig
Chirurgische Klinik
Karl-Marx-Universität
Liebigstr. 27
04103 Leipzig

Tumorzentrum München
Ludwig-Maximilians-Universität und Technische Universität
Maistr. 11
80337 München

Tumorzentrum Stuttgart e.V.
Robert-Bosch-Krankenhaus
Auerbachstr. 110
70376 Stuttgart

Tumorzentrum Ulm
Klinikum der Universität Ulm
Oberer Eselsberg
Robert-Koch-Str. 8
89081 Ulm

Würzburg
Interdisziplinäres Tumorzentrum
Medizinische Poliklinik der Universität
Klinikstr. 6–8
97070 Würzburg

Nachsorgekliniken und ihre Spezialgebiete (Auswahl; nach Postleitzahlen)

Klinik Berlin
Rehabilitationszentrum für Neurologie und Orthopädie
Kladower Damm 221
14089 Berlin
(Bewegungsorgane, Zentrales Nervensystem (ZNS))

Rehabilitationsklinik Föhrenkamp
Birkenweg 24
23879 Mölln
(Verdauungsorgane)

Röpersberg-Klinik Ratzeburg
Schmilauer Str. 138
23909 Ratzeburg
(Niere, ableitende Harnwege und männliches Genitale, Brustdrüse, weibliches Genitale)

Reha-Klinik Damp
24351 Damp
(Bewegungs-, Atmungsorgane, Hypernephrom und Hodentumore, Brust, ZNS, Haut, maligne Systemerkrankungen, Schilddrüse)

Rehabilitationsklinik »Borkum Riff«
Klinik für Innere Krankheiten und Dermatologie
Hindenburgstr. 126
26757 Borkum
(Haut)

Diana-Klinik
Fachklinik für Physikalische Medizin und Rehabilitation
Dahlenburger Straße
29549 Bad Bevensen
(Bewegungsorgane, ZNS)

Orthopädisches Reha-Klinikum
Salze-Klinik I + II
Fachklinik für Orthopädie
An der Peesel 6
31162 Bad Salzdetfurth
(Bewegungsorgane)

Deister-Süntel-Kliniken
Klinik II Med. Rehabilitations-zentrum
Deisterallee 36
31848 Bad Münder
(Verdauungsorgane, Niere, ableitende Harnwege und männliches Genitale, Brustdrüse, Pharynx und Larynx)

Rehabilitationsklinik am Lietholz
Reha-Zentrum Bad Salzuflen
Lietholzstr. 31
32105 Bad Salzuflen
(Bewegungsorgane)

Kurklinik Bad Oexen
Oexen 27
32549 Bad Oeynhausen
(Brustdrüse, weibliches Genitale)

Klinik Lippe
Wällenweg 44
32805 Horn-Bad Meinberg
(Brustdrüse, weibliches Genitale)

Marcus-Klinik
Fachklinik für Neurologie und Orthopädie
Brunnenstr. 1
33014 Bad Driburg
(ZNS)

Klinik am Kurpark
(Urologische Abteilung)
Ziergartenstr. 19
34537 Bad Wildungen
(Niere, ableitende Harnwege und männliches Genitale)

Paracelsus-Rhön-Klinik
Dr. Siegmund Nachf.
Fritz-Stamer-Str. 9
36129 Gersfeld
(Verdauungsorgane, Niere, ableitende Harnwege und männliches Genitale, Brustdrüse, weibliches Genitale)

Vitalisklinik
Am Weinberg 3
36251 Bad Hersfeld
(Verdauungsorgane)

Weserberglandklinik
Fachkrankenhaus für physikalische Medizin
Postfach 10 01 93
37671 Höxter
(Bewegungsorgane)

Fachklinik Rhein/Ruhr
Rehabilitationsklinik und Spezialeinrichtung für interne, kardiologische, orthopädische und neurologische Erkrankungen
Auf der Rötsch 2
45219 Essen
(Bewegungsorgane, ZNS)

Dörenberg-Klinik
Orthopädische Rehabilitations-klinik
Am Kurgarten 7
49186 Bad Iburg
(Bewegungsorgane)

Neurologisches Reha-Zentrum
»Godeshöhe« e.V.
Waldstr. 2–10
53177 Bonn
(ZNS)

Rehabilitationsklinik Nahetal
Burgweg 14
55543 Bad Kreuznach
(Verdauungsorgane, Brustdrüse, weibliches Genitale, maligne Systemerkrankungen)

Deutsch-Ordens-Hospital
Römerstr. 45/46
56130 Bad Ems
(Pharynx-Larynx)

Hufeland-Klinik
Fachklinik für Erkrankung der Atmungsorgane
Postfach 3 01
56130 Bad Ems
(Atmungsorgane)

Rehabilitationsklinik Wingertsberg
Am Wingertsberg 11
61348 Bad Homburg
(Verdauungsorgane)

Neuro-Orthopädisches Reha-Zentrum
Spessartstr. 20
63619 Bad Orb
(Bewegungsorgane, ZNS)

Odenwaldklinik
Dr.-Wolf-Zimper GmbH
64732 Bad König
(Brustdrüse, weibliches Genitale, maligne Systemerkrankungen)

Fachklinik St. Hedwig
Krankenhausstr. 1
66557 Illingen
(Bewegungs-, Verdauungs-, Atmungsorgane, Brustdrüse, weibliches Genitale, maligne Systemerkrankungen)

Bosenberg-Klinik
Am Bosenberg
66606 St. Wendel
(Pharynx – Larynx)

Rehabilitationsklinik für Stimm-, Sprach- und Sprechstörungen
Stimmheilzentrum
Waldstr. 9
74906 Bad Rappenau
(Pharynx – Larynx)

Kraichgau-Klinik
Fritz-Hagner-Promenade 15
74906 Bad Rappenau
(Brustdrüse, maligne Systemerkrankungen, Schilddrüse)

Salinen-Klinik GmbH
Orthopädische Rehabilitationsklinik
Salinenstr. 43
74906 Bad Rappenau
(Bewegungsorgane)

Waldklinik Dobel
Neuenbürger Str. 49
75335 Dobel
(Bewegungs-, Verdauungsorgane, Brustdrüse, ZNS, maligne Systemerkrankungen)

Staufenburg-Kurklinik
Burgunderstr. 24
77770 Durbach
(Niere, ableitende Harnwege und männliches Genitale)

Klinik Hohenstein
Ludwigstr. 2
78098 Triberg
(Verdauungsorgane, Brustdrüse)

Albert-Schweitzer-Klinik
Fachklinik für Herz-, Kreislauf- und Atemwegs-Erkrankungen
Parkstr. 10
78126 Königsfeld
(Atmungsorgane)

Jugendwerk Gailingen e.V.
Neurologisches Rehabilitationskrankenhaus für Kinder und Jugendliche
Kapellenstr. 31
78262 Gailingen
(ZNS, für Jugendliche bis zur Vollendung des 21. Lebensjahres)

Schwarzwaldklinik
Fach- und Rehabilitationsklinik für Neurologie und Orthopädie
Im Sinnighofen 1
79189 Bad Krozingen
(ZNS)

Onkologische Nachsorgeklinik Park-Therme
Ernst-Eisenlohr-Str. 6
79410 Badenweiler
(Niere, ableitende Harnwege und männliches Genitale, maligne Systemerkrankungen)

Klinik Bad Trissl
(Tumorzentrum der Medizinischen Fakultäten, München)
Bad-Trissl-Str. 73
83080 Oberaudorf
(Brustdrüse, weibliches Genitale)

Klinik Alpenland
Fachklinik für onkologische Nachsorge
Zenostr. 9
83435 Bad Reichenhall
(Pharynx-Larynx)

Fachklinik Bad Heilbrunn
Fachklinik für Erkrankungen des Bewegungsapparates und des Herzkreislaufsystems
Wörnerweg 30
83670 Bad Heilbrunn
(Bewegungsorgane, ZNS)

Schloßbergklinik Oberstaufen GmbH
(Tumorzentrum der Medizinischen Fakultäten, München)
Schloßstraße
87534 Oberstaufen
(alles außer Atmungsorgane, ZNS, Pharynx- Larynx, Haut)

Klinik Schwabenland
Fachklinik für Innere Medizin in Zusammenarbeit mit der Universität Ulm
Waldburgallee
88316 Isny
(Brustdrüse, Schilddrüse)

Onkologische Nachsorgeklinik Parksanatorium
Parkstr. 1
88326 Aulendorf
(Verdauungsorgane, Brustdrüse, weibliches Genitale, Pharynx-Larynx)

Bayerwald-Klinik, Schneider KG
Fachklinik für Innere Medizin
93413 Cham
(Verdauungsorgane, Brustdrüse)

Klinik Bavaria-Wolfstein
Geyersberg 25
94078 Freyung
(Bewegungsorgane, Brustdrüse, weibliches Genitale)

Klinik Prof. Dr. Schedel
94136 Thyrnau
(Niere, ableitende Harnwege und männliches Genitale, Brustdrüse, weibliches Genitale, Haut)

Neuro-Orthopädisches Reha-Zentrum
Roter Hügel
Jakob-Herz-Str. 1
95445 Bayreuth
(Bewegungsorgane, ZNS)

Klinik Bavaria
Von-der-Tann-Str. 18–22
97688 Bad Kissingen
(Bewegungsorgane)

Klinik Michelsberg
Fachklinik für Pneumologie und Allergologie
Michelsberg 1
Postfach 264/265
97702 Münnerstadt
(Atmungsorgane)

Rehabilitationsklinik Taubertal
Ketterberg 2
97980 Bad Mergentheim
(Verdauungsorgane)

Überregionale Einrichtungen und Organisationen

Bundesarbeitsgemeinschaft für Rehabilitation (BAR)
Walter-Kolb-Str. 9-11
60594 Frankfurt
Tel.: 069/6 05 01 80

Deutsche Arbeitsgemeinschaft für Psychoonkologie
Klinik Schwabenland
Riedstr. 16
88316 Isny im Allgäu
Tel.: 07562/ 71 13 03

Deutsches Krebsforschungszentrum (DKFZ)
Im Neuenheimer Feld 280
69120 Heidelberg
Tel.: 06221/ 4 20

Deutsche Krebshilfe e.V.
Thomas-Mann-Str. 40,
53111 Bonn
Tel.: 0228/7 29 90–0

Deutsche Leukämie-Hilfe e.V.
Thomas-Mann-Str. 44 a
53111 Bonn
Tel.: 0228/72 99 0-67

Gesellschaft für Biologische Krebsabwehr e.V.
Postfach 10 25 49
69015 Heidelberg
Tel.: 06221/16 15 25

Notmütterdienst e.V. (Hilfen für krebskranke Mütter)
Sophienstr. 28
60487 Frankfurt
Tel.: 069/77 66 11 und 069/77 90 – 81/ -82

Österreichische Krebshilfe
Theresiengasse 46
A – 1140 Wien
Tel.: 0043/1/79 66 45 00

Österreichische Gesellschaft für Onkologie
Sofienalpenstr. 17
A – 1140 Wien
Tel.: 0043/1/9 79 28 60

Schweizerische Krebsliga
Monbijoustr. 61
CH – 3004 Bern
Tel.: 0041/31/33 70 12 12

Deutsche Krebsgesellschaft e.V.
Paul-Ehrlich-Straße 41
60596 Frankfurt
Tel.: 069/6 30 09 60

Landesverbände der Deutschen Krebsgesellschaft e.V.

Krebsverband Baden-Württemberg e.V.
Adalbert-Stifter-Str. 105
70437 Stuttgart
Tel.: 07 11/8 48 25 90

Bayerische Krebsgesellschaft e.V.
Maistr. 12/III
80337 München
Tel.: 089/53 95 25

Berliner Krebsgesellschaft e.V.
Robert-Koch-Platz 7
10115 Berlin
Tel.: 030/2 83 24 00

Brandenburgische Krebsgesellschaft e.V.
Heinrich-Mann-Allee 103, Haus 16
14473 Postdam
Tel.: 03 31/86 48 06

Deutsche Krebsgesellschaft Bremen e.V.
Rembertistr. 99
28195 Bremen
Tel.: 0421/32 51 69

Hamburger Krebsgesellschaft e.V.
Martinistr. 40
20251 Hamburg
Tel.: 040/4 60 42 22

Hessische Krebsgesellschaft e.V.
Heinrich-Heine-Str. 44-46
35039 Marburg
Tel.: 06421/6 33 24

Deutsche Krebsgesellschaft Mecklenburg-Vorpommern e.V.
Klinikum Schwerin
Wismarsche Str. 397
19049 Schwerin
Tel.: 0385/5 20 20 61

Niedersächsische Krebsgesellschaft e.V.
Königstr. 27
30175 Hannover
Tel.: 0511/3 88 52 62

Gesellschaft zur Bekämpfung der Krebskrankheiten des Landes Nordrhein-Westfalen e.V.
Johannes-Weyer-Str. 1
40225 Düsseldorf
Tel.: 0211/33 00 15

Krebsgesellschaft Rheinland-Pfalz e.V.
Schloßstr. 8
56068 Koblenz
Tel.: 0261/3 10–47/–48

Sächsische Krebsgesellschaft e.V.
Werdauer Str. 48
08056 Zwickau
Tel.: 0375/28 14 03

Deutsche Krebsgesellschaft Sachsen-Anhalt e.V.
Braunschweiger Bogen
06126 Halle
Tel.: 0345/66 81 36

Schleswig-Holsteinische Krebsgesellschaft e.V.
Flämische Str. 6-10
24103 Kiel
Tel.: 0431/9 60 12

Thüringische Krebsgesellschaft e.V.
Waidmühlenweg 23
99089 Erfurt
Tel.: 0361/2 14 03 02

Selbsthilfeorganisationen

Arbeitskreis der Pankreasektomierten e.V.
Krefelder Str. 52
41539 Dormagen
Tel.: 02133/4 23 29

Bundesverband der Kehlkopflosen e.V.
Obererle 65
45897 Gelsenkirchen
Tel.: 02 09/59 22 82

Deutsche Ileostomie-, Colostomie-, Urostomie-Vereinigung e.V. (ILCO)
Bundesgeschäftsstelle
Kepserstr. 50
85356 Freising
Tel.: 0 81 61/ 8 49 11; 8 49 09 (vormittags)

Deutsche Leukämie-Forschungshilfe
Aktion für krebskranke Kinder e.V.
- Dachverband -
Joachimstr. 20
53113 Bonn
Tel.: 0228/9 13 94 30

Frauenselbsthilfe
Bundesverband der Frauenselbsthilfe nach Krebs e.V.
B6, 10/11
68159 Mannheim
Tel.: 0621/2 44 34

Landesverband Baden-Württemberg e.V.
Edith Heinemann
Marktplatz 10
78647 Trossingen
Tel.: 07425/46 38

Landesverband Bayern e.V.
Heidrun Zingraf
Hertzweg 8
86420 Diedorf
Tel.: 0821/48 37 10

Landesverband Brandenburg e.V.
Gisela Holm
Kirschblütenweg 4
15370 Fredersdorf
Tel.: 033439/7 93 66

Landesverband Hessen e.V.
Barbara Seeber
Schloßgartenplatz 14
64289 Darmstadt
Tel.: 06151/16 38 28

Landesverband Mecklenburg-Vorpommern e.V.
Dr. Hannelore Horstmann
Herweghstr. 16
18055 Rostock
Tel.: 0381/2 54 27

Landesverband Niedersachsen e.V.
Elly Wiegand
Auf der Höhe 30
37444 St. Andreasberg
Tel.: 05582/10 16

Landesverband Nordrhein-Westfalen e.V.
Heidrun Zingraf
Oemberg 53
45481 Mülheim
Tel.: 0208/48 86 04

Landesverband Rheinland-Pfalz e.V.
Ingrid Meigel
Am Griesböhl 24
66994 Dahn
Tel.: 06391/16 50

Landesverband Sachsen e.V.
Christina Reichel
Oberweg 3
04758 Collm
Tel.: 03435/92 67 97

Landesverband Sachsen-Anhalt e.V.
Rosemarie Bareinz
Hobuschgasse 5
06844 Dessau
Tel. 0340/21 22 31

Landesverband Thüringen e.V.
Dr. Renate Estel
Carl-von-Brueger-Str. 22
07749 Jena
Tel.: 03641/2 25 62

Adressen zu den alternativen Krebsheilmethoden

Akupressur/Akupunktur
Arbeitsgemeinschaft für klassische Akupunktur und Traditionelle Chinesische Medizin e.V.
Badallee 2
25832 Tönning
Tel.: 04861/18 18

Internationale Gesellschaft für Chinesische Medizin
Leopoldstraße 17
80802 München
Tel.: 089/33 73 52

Erste Deutsche Klinik für Traditionelle Chinesische Medizin
Ludwigstraße 2
93444 Kötzting
Tel.: 09941/60 90

Österreichische Gesellschaft für Akupunktur und Auriculo-Therapie
Huglgasse 1-3
A – 1150 Wien
Tel.: 0043/1/98 10 42 61

Schweizerische Ärztegesellschaft für Aurikulomedizin und Akupunktur
Postfach 176
CH – 8575 Bürglen
Tel.: 0041/71/6 34 66 19

Anthroposophie
Verein für ein anthroposophisches Heilwesen
Johannes-Kepler-Str. 58
75378 Bad Liebenzell
Tel.: 07052/20 34

Gesellschaft anthroposophischer Ärzte in Deutschland
Postfach 750 221
70602 Stuttgart
Tel.: 0711/47 15 01

Berufsverband Heileurythmie
Lloyd-G.-Wells-Str. 13
14163 Berlin
Tel.: 030/8 02 91 52

Berufsverband anthroposophischer Kunsttherapie / Künstlerisches Therapeutikum
Urachstr. 44
79102 Freiburg
Tel.: 0761/ 7 16 58

Verein für Biografiearbeit
Im Lee 40
CH – 4144 Arlesheim
Tel.: 0041/61/7 01 78 67

Bachblüten
Institut für Bachblüten-Therapie, Forschung und Lehre
Lippmannstraße 57
22769 Hamburg
Tel.: 040/46 10 41

Enzymtherapie
Arbeitskreis Pro Enzyme
Kanalstr. 17
80538 München
Tel.: 089/29 16 01 15

Ernährung
Deutsche Gesellschaft für Ernährung
Im Vogelsang 40
60488 Frankfurt am Main
Tel.: 069/9 76 80 30

Hildegard-Medizin
Förderkreis Hildegard von Bingen e.V.
Nestgasse 2
78464 Konstanz
Tel.: 07531/3 14 87

Homöopathie
Deutscher Zentralverein Homöopathischer Ärzte
Alte Steige
72213 Altensteig
Tel.: 07453/33 00

Homöopathie-Forum
Grubmühler Feldstraße 14 a
82131 Gauting
Tel.: 089/8 93 41 40

Hypnose
Geschäftsstelle der Deutschen Gesellschaft für Hypnose
Druffelsweg 3
48653 Coesfeld
Tel.: 02541/7 00 07

Milton-Erickson-Gesellschaft für klinische Hypnose
Konradstraße 16
80801 München
Tel.: 089/34 02 97 20

Hyperthermie
Deutsche Gesellschaft für Hyperthermie
Ackerstr. 3
40233 Düsseldorf
Tel.: 0211/35 34 14

Lektinblockade
Dr. H.-J. Beuth
Institut für Medizinische Mikrobiologie und Hygiene der Universität Köln
Goldenfeldstr. 19–21
50935 Köln
Tel.: 0221/4 78 30 60

Misteltherapie
Gesellschaft anthroposophischer Ärzte in Deutschland
Postfach 750 221
70602 Stuttgart
Tel.: 0711/47 15 01

Verein für ein anthroposophisches Heilwesen
Johannes-Kepler-Str. 58
75378 Bad Liebenzell
Tel.: 07052/20 34

Psychoonkologie
Deutsche Arbeitsgemeinschaft für Psychoonkologie (DAPO)
Klinik Schwabenland
Riedstr. 16
88316 Isny im Allgäu
Tel.: 07562/ 71 13 03

Psychosoziale Nachsorgeeinrichtung
Chirurgische Universitätsklinik Heidelberg
Im Neuenheimer Feld 155
69120 Heidelberg
Tel.: 06221/56 58 88

Information auch bei:
Vereinigung der Kassenpsychotherapeuten
Herr Best
Riedsaumstr. 4 a
67038 Ludwigshafen
Tel.: 0621/63 70 15

Österreichische Gesellschaft für somatische und psychosoziale Onkologie und Hämatologie (ÖSPO)
c/o Dr. Walter König
Praterstr. 17
A – 1020 Wien
Tel.: 0043/1/2 14 62 70

Systematische Krebs-Mehrschritt-Therapie (SKMT)
Institut Ardenne
Zeppelinstraße 7
01324 Dresden
Tel.: 0351/26 37 04

Ärztegesellschaft für Sauerstoff-Mehrschritt-Therapie
Harburger Ring 10
21073 Hamburg
Tel.: 040/77 10 00

Thymus-Therapie
Internationale Gesellschaft für Thymologie und Immuntherapie e.V.
Rudolf-Huch-Straße 14
38667 Bad Harzburg
Tel.: 05322/65 20

Arbeitskreis für Immuntherapie
Gademannstr. 16
22767 Hamburg
Tel.: 040/38 19 43

Weiterführende Literatur

Dietrich Beyersdorff:
Ganzheitliche Krebsbehandlung.
Trias, 1997

Elisabeth Fischer, Irene Kührer:
Gesund und gut essen während der Krebstherapie.
Mosaik, 1996

Elke Freudenberg:
Der Krebskranke und seine Familie. Einander verstehen und helfen.
Trias, 1990

Karl-Heinz Hanusch:
Immuntherapie: Krebsvorsorge und Krebsbekämpfung durch biologische Heilmethoden.
Econ, 1993

Hanspeter Hemgesberg:
Diagnose Krebs – was nun? Heilungschancen ganzheitlicher Behandlung.
Midena, 1997

Markus Higi:
Krebslexikon. Wichtige Begriffe der Tumorerkrankungen allgemeinverständlich.
BLV, 1992

K. Koerber, T. Männle, C. Leitzmann, M. Eisinger, B. Watzl:
Vollwerternährung. Konzeption einer zeitgemäßen Ernährungsweise.
Haug, 1994

P. Lambley:
Psyche und Krebs. Zur Psychosomatik von Krebserkrankungen. Vorbeugen lindern heilen.
Rowohlt, 1991

C. Leitzmann, M. Weigner, M. Kurz:
Ernährung bei Krebs.
Gräfe und Unzer Verlag, 1996

Daniel W. Nixon:
Die Anti-Krebs Diät. Der Ernährungsplan zur Vorbeugung und Therapiebegleitung.
Econ, 1996

O. Carl Simonton:
Auf dem Wege der Besserung. Schritte zur körperlichen und spirituellen Heilung.
Rowohlt, 1995

Jens-Michael Wüstel:
Krebs natürlich mitbehandeln.
Gräfe und Unzer Verlag, 1997

K. Zänker:
Das Immunsystem des Menschen. Bindeglied zwischen Körper und Seele.
Beck, 1996

Was Frauen natürlich hilft

Margaret Minker
Naturheilkunde
Das Handbuch für Frauen
Verfahren, Beschwerden und Beratung
von A bis Z
dtv 36011

Dieses umfassende Handbuch bietet Information und Beratung zu allem, was Frauen krank macht: von Abwehrschwäche bis Zyklusstörungen. Margaret Minker weiß um die psychosomatischen Zusammenhänge weiblicher Erkrankungen und ist mit den wirksamsten Mitteln und den wichtigsten Verfahren der Naturheilkunde vertraut. Zu jedem Beschwerdekomplex macht sie mehr als 20 Vorschläge zur Selbsthilfe: Akupressur • Aromatherapie • Atemtherapie • Bach-Blüten • Bewegung • Biologische Krebsabwehr • Chronobiotherapie • Ernährung • Farb- und Lichttherapie • Heilfasten • Homöopathie • Massagen • Pflanzenheilkunde • Psychosomatische Hilfe • Rituale mit Heilwirkung • Tees und Tinkturen • Visualisierungsübungen • Wasseranwendungen • Wickel • Yoga und viele zusätzliche Verfahren.

»Sie finden in diesem Buch eine fundierte Darstellung der Grundsätze der Naturheilkunde und eine Vielzahl von Anregungen zur Selbsthilfe ... Nicht allein die Weisheit der Kräuterfrauen findet in diesem Handbuch ihren Niederschlag, sondern auch und besonders die traditionelle Medizin aus Ost und West wird kritisch dargestellt ... Dabei weicht die Autorin den Kontroversen über die einzelnen Behandlungsmethoden nicht aus, sondern zeigt jeweils Grenzen und Risiken detailliert auf.«
Psychologie Heute

Margaret Minker im dtv

Margaret Minker
Naturheilkunde
Das Handbuch für Frauen
Verfahren, Beschwerden und
Beratung von A-Z
dtv 36011

»Die Naturheilkunde ist ein einfühlsam geschriebenes Praxisbuch, mit dem Frauen sich wirksam helfen, bewußter leben und zu einem gesunden Selbst finden können.«
Ärzte Woche

Margaret Minker
Der Mondring
Feste und Geschenke zur
ersten Menstruation
dtv 36528

»Jeder Ritus, gleich ob im Alltag oder für einmalige Ereignisse im Leben, stärkt und hilft, sich als Teil eines großen Ganzen zu erleben.« *Dr. Helga Kästner*

Margaret Minker
Hormone und Psyche
Frauen im Wechselbad der Gefühle
dtv 36533

»Ein kluger Ratgeber auf dem Weg, Reaktionen des Körpers und der Psyche richtig einzustufen.« *Thurgauer Zeitung*

Winnifred B. Cutler und
Margaret Minker
Hysterektomie – ja oder nein?
Was Frauen über eine
Gebärmutteroperation wissen sollten
dtv 36543

Wissen ist die beste Medizin

Wörterbuch der Medizin
dtv 3355

Das ›Wörterbuch der Medizin‹ ist ein modernes und zuverlässiges Nachschlagewerk: Es erklärt verständlich und genau über 22.000 Begriffe aus allen medizinischen Gebieten. Aktuell und auf dem neuesten Stand der Forschung wird es dem Wunsch nach Aufklärung von Laien ebenso gerecht wie den Ansprüchen von Ärzten, Medizinstudenten und allen in Heil- und Pflegeberufen Tätigen.
Mit über 500 farbigen Abbildungen und 70 Tabellen.

Christine Ammer
Gesundheitslexikon der Frau

Anatomie, Diagnose, Therapie, Medikamente, Hormone, Sexualität, Schwangerschaft und Geburt, Seelische Gesundheit
Aus dem Englischen übersetzt und bearbeitet von Dr. med. Elisabeth Haury und Beate Bettenhausen
dtv 36014

Über 900 Einträge von A bis Z beantworten sachlich und zugleich engagiert alle wichtigen Fragen zur Gesundheit der Frau. Was ist Lunazeption? Wie genau funktioniert der Eisprung? Was passiert bei einer Präeklampsie? Welche Stoffe enthält die Minipille? Wer beim Arztbesuch nicht alles verstanden hat oder schon vorab nachschlagen will, findet hier die gesuchte Information. Die Autorin klärt medizinische Fachbegriffe und weist auf Möglichkeiten zur Selbsthilfe ebenso hin wie auf naturheilkundliche Alternativen. Ein systematisches Stichwortverzeichnis verschafft einen schnellen Überblick. Mit ausführlichem Adressenverzeichnis.

Das medizinische Hausbuch für die ganze Familie – damit Gesundheit kein Zufall bleibt

Medizin für jedermann
Fragen und Antworten
Von Prof. Dr. med. Robert E. Rothenberg
Herausgegeben von
Prof. Dr. med. Hermann S. Füeßl
dtv 36009

›Medizin für jedermann‹ ist der klassische Ratgeber zur Gesundheit. Bau und Funktion des gesunden Körpers werden verständlich erklärt, Symptome, Diagnose und Behandlungsmethoden von Krankheiten eingehend beschrieben. Das Frage-und-Antwort-Prinzip klärt Schritt für Schritt alle Fragen und gibt außerdem eine gute Vorbereitung für den Arztbesuch. Wer mehr weiß, kann besser fragen und erhält befriedigendere Antwort.

Mit ausführlichem Sachregister zum raschen Auffinden des gesuchten Problemfeldes.